우리 가족 건강을 위한

신종플루 대처법

우준희 · 김태형 · 정진원 지음

가림출판사

평생에 기억될 2009년의 어느 날, 그때부터 신종플루(신종인플루엔자)의 공포가 우리 온 국민을 압도하기 시작했다. 마치 영화나 만화 제목처럼 생각했던 일들이 실제로 발생하였고, 대중매체들은 이러한 사실을 센세이셔널하게 머리기사를 장식하여 보도함으로 사람들로 하여금 혼란과 어리둥절함 그리고 두려움을 갖게 하는 현상이 진행되고 있었다. 한편 그해 4월 말 멕시코에서 귀국한 수녀님이 보여 주신 질병에 대한 성숙하고 차분한 태도는 우리 국민의 귀감이 되었고, 며칠 뒤 그분이 우리나라 신종인플루엔자의 첫 사례로 확진되었던 것도 우리의 기억에 오래 남게 되었다.

사람이 태어나 살면서 경험하는 모든 것들을 냉정하게 검토할 수만 있다면 원인과 결과(인과관계)를 추정할 수 있고, 여기에 과학적 사고방식을 조금만 더 도입하면 미지의 두려움을 이겨 낼 수 있음을 우리는 배울 수 있다. 감염병의 치료와 연구를 업으로 삼고 있는 우리들이 이 책을 집필하게 된 이유도 그처럼 사람들과 함께 두려움을 극복해 내고자 하는 바람에 기초를 두고 있다. 이 책은 새로이 발생하는 감염병인 신종인플루엔자에 대한 궁금증을 모아서 정리한 것이다. 또 여러 가지 연구 결과로 알려진 사실과 이 감염병의 진단과 역학, 치료와 예방접종을 포함한 가능한 예방책에 대해서 기록하면서, 가급적 의학 전공자가 아닌 평범한 분들도 편안히 읽으실 수 있도록 최대한 평범한 언어로 기술하였다. 나아가 오늘날 건강 문제의 아주 뜨거운 감자인 신종인플루엔자에 대한 관심에 최대한 부응하고자 질문과 대답도 따로 마련하여 짧은 시간에 궁금증을 해소할 수 있도록 하였다.

건강은 언제부터인가 우리 국민들의 주요 화두가 되었고, 이를 뒷받침하는 의학연구 수준과 효율적인 의료 보장 제도의 발전에 힘입어 우리나라 국민들의 평균 수명도 79세까지 끌어올려지게 되었다.

공중 보건에 대한 미래의 계획은 과거와 현재의 질병에 대한 경험과 지식을 바탕으로 한 것인데, 신종인플루엔자라는 달갑지 않은 손님을 맞게 되었지만 건강 습관인 손 씻기와 호흡기 예절의 향상으로 우리 주위에 창궐해 있던 여러 종류의 감염병이 줄고 있다는 사실은 하나의 중요한 변화가 아닐 수 없다. 2009년 신종인플루엔자로 인한 혼란을 극복하면서 우리는 그것을 하나의 전화위복의 계기로 삼으며, 아울러 앞으로 우리나라의 보건 분야에 어떤 변화가 초래될지도 자연히 생각해 보게 된다.

먼 미래에 다시 읽어 봐도 최대한 타당한 이야기를 읽기 좋고 보기 좋게 정리해보려 했지만, 마치 현재 거울에 비친 그대로를 기술하더라도 시간이 흐르면 다른 모습으로 보이게 될 사실도 많이 있을 것이라 짐작되기에 또 하나의 졸작이 탄생하지 않았나 하는 작은 두려움을 갖게 된다. 이 책을 집필하면서 우리나라뿐 아니라 특히 의료 혜택을 누리지 못하는 여러 나라의 고통받는 환자들까지도 신종인플루엔자를 잘 치료해서 모든 사람들이 건강하게 잘 사는 세상이 될 수 있기를 한결같은 마음으로 바라는 바이다. 이 졸고를 준비할 수 있는 기회를 즐겁게 맞아 주었던 우리 공동 저자들과 책의 출판을 기꺼이 맡아 주시고 아이디어를 제공해 준 가림출판사에도 깊이 감사드린다.

2009년 11월

저자 대표 **우 준 희**

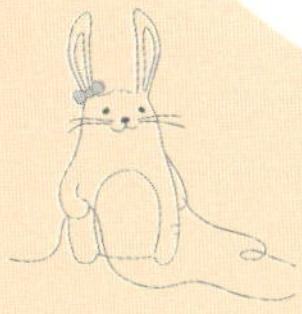

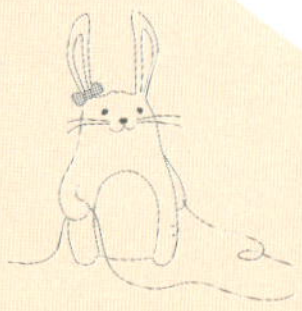

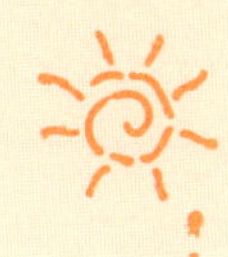

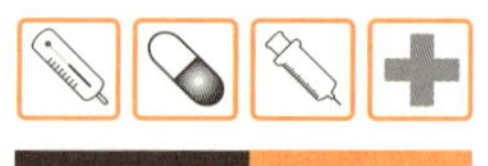

인플루엔자라는 바이러스 감염병

　인플루엔자(독감)는 열, 근육통, 두통, 쇠약감 등의 전신 증상과 더불어 목의 통증이나 기침과 같은 호흡기 증상이 나타나는 일종의 급성 바이러스 감염이다. 잠복기가 1~2일밖에 되지 않는데다 발병하면 앉아 있기가 힘들 정도로 몸이 괴롭기 때문에 '감기'로 통칭되는 다른 어떤 호흡기 감염과도 차이가 있다. 그 실체는 하나의 바이러스 감염에 불과하지만, 많은 사람들을 빠른 속도로 감염되게 만드는 계절인플루엔자를 일으킴으로 인해 학생들의 결석과 직장인들의 결근을 초래하고 종종 사망자가 발생하는 등의 혼란을 가져오는 특성도 지니고 있다.

　특히 수십 년에 한 번 씩 찾아오는 세계적인 대유행 인플루엔자는 역시 생물학적으로는 단순한 바이러스의 변이에 의해서 비롯되는 현상이지만, 그 피해는 사회적 기능을 마비시키고 국가적 혼란을 초래할 수 있을 만큼 매우 크다. 다행히도 이번에 우리가 맞이한 불청객인 2009년 '신종인플루엔자'는 과거 1918년 대유행 때만큼의 피해를 일으키지는 않지만, 정확한 지식에 근거를 두지 않은 여러 가지 소문과 과장된 공포감 때문에 많은 사람들이 불안해하는 것이 큰 문제라는 판단하에 저자들은 의학 전공자가 아닌 평범한 사람들을 위한 안내서를 만들어야겠다는 생각을 하게 되었다.

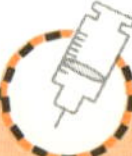

듣도 보도 못한 신종플루(신종인플루엔자 A[H1N1])
과연 새로운 병인가?

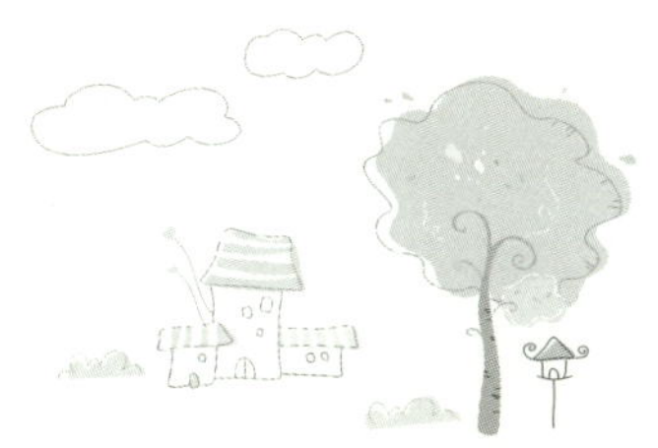

듣도 보도 못한 신종플루(신종인플루엔자 A[H1A1]) 과연 새로운 병인가?

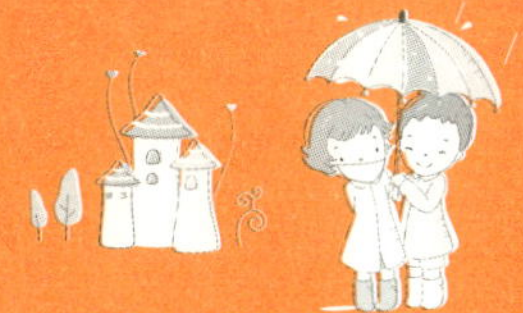

머지않아 '2009년 독감'이라고 부르게 될 '신종플루'

　신종플루는 이제 우리 모든 국민들이 알 정도로 알려진 감염병(전염병)[1] 이지만 '신종플루(Novel Influenza)'라는 병명 자체가 우리말로서는 정말 어색하고 마음에 들지 않는 이름이다. 정확한 명칭은 2009년 캘리포니아 에서 4번째로 분리된(발견된) 새로운 사람인플루엔자 A(H1N1)이고, 전 세 계적으로는 21세기 최초의 인플루엔자 대유행(pandemic)을 일으킨 2009 년 A형 독감(인플루엔자 A)의 주인공이다. 틀림없는 사실은, 세월이 흐르면 또 다른 변이 주(strain)가 출현할 것이기 때문에 이번 유행 바이러스는 머 지않아 '2009년 독감' 또는 '2009~2010년 독감'이라고 불리게 될 것이다.

---

1) 과거엔 전염병이라고 하였으나 사람에서 사람으로 병이 전파되는 특성보다는 미생물 이 사람이나 여러 동물 숙주를 감염시킴으로써 확산되는 것이 이 병의 실체이기 때문 에 오늘날 "감염병"이라고 일컫는다.

사실, 영원한 신세대는 없으며 새롭다는 표현의 유효 기간도 그다음 것이 나오기 전까지일 뿐이기 때문이다.

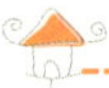

정식 표기법

Influenza A/Human/California/04/09/(H1N1)
또는 머지않아 '2009년 독감' 으로 불릴 것이다

앞으로 수십 년 동안 사람들에게 '2009년 독감' 이라고 기억될 이번 신종인플루엔자의 이야기는 지난 2009년 3월 미국 서부에서 시작되었다. 2009년 4월 15~17일, 미국 캘리포니아 주에서 역학적 조사에 의해 새로운 인플루엔자 A(H1N1)가 확인되었고 진원지는 멕시코에서 미국과 캐나다 등지로 확산된 것으로 추정되었다[2]. 환자들의 평균 연령은 14~21세로서 주로 젊은 사람들에게만 감염이 되었고, 감염성은 매우 높으나 실제 병을 일으키는 정도는 대부분 가벼운 편이었다. 주로 학교를 중심으로 조사를 하였기 때문에 젊은 환자 수가 부풀려졌을 가능성도 배제할 순 없지만, 한 연구에서는 642명의 환자 가운데 9%만이 입원이 필요하였고 0.31%가 사망한 것으로 나타났다. 환자들의 증상은 20%에서 설사를 하는 경우가 있다는 것 외에는 매년 유행하는 계절인플루엔자와 구별하기 어려웠다. 또한 조사 시점까지의 사망률이 1~2% 미만이므로 계절인플루엔자보다 눈에 띄게 더 치명적이라고 할 근거도 아직은 부족했다.

본디 '독감' 이라는 적절한 우리말 용어가 있지만, 전 세계적인 대유행이

---

2) Dawood FS et al. Emergence of a Novel Swine-Origin Influenza A(H1N1) Virus in Human. N Engl J Med 2009;361:1~10

주제가 되다 보니 어느덧 인플루엔자라는 단어가 우리 일반 국민들에게도 널리 쓰이는 말이 되었고, 이 책에서도 세계와의 소통을 위해서 모두 '인플루엔자' 로 표기하였다. 처음에는 돼지독감, 돼지인플루엔자(Swine Influenza; SI)라고 불렸지만, 단지 유전자의 기원만 돼지인플루엔자와 유사성이 있을 뿐, 돼지의 집단적인 감염이나 돼지고기를 먹는 것과는 전혀

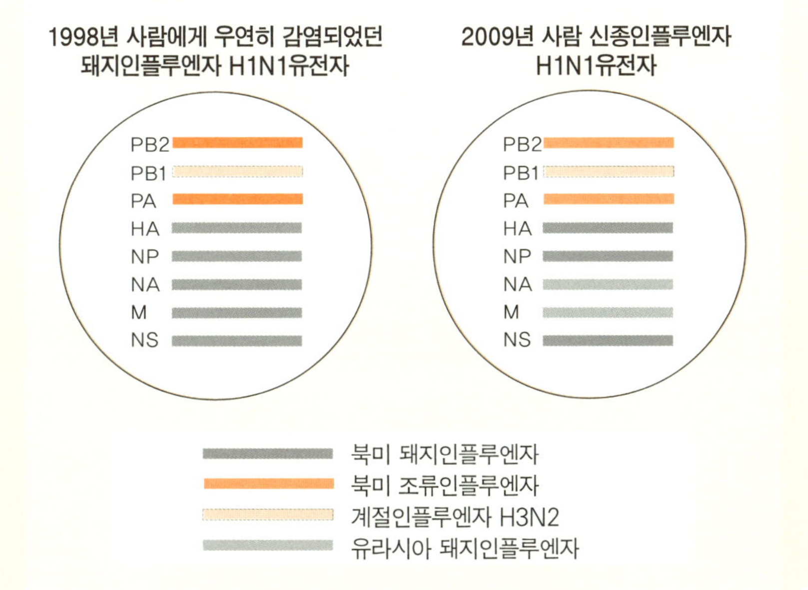

그림 | 1998년 돼지인플루엔자(왼쪽)와 2009년 신종인플루엔자(오른쪽)의 유전자 비교[3] (Dawood Fs 등)

신종인플루엔자의 8개 바이러스 유전자 중 일부가 1998년 사람에게 우연히 감염을 시킨 돼지인플루엔자에서 오긴 했지만, 나머지는 사람인플루엔자, 조류인플루엔자에서 왔기 때문에 이번 신종인플루엔자는 완전히 새로운 바이러스이며 새롭게 재조합된 것임을 알 수 있다.

---

3) Dawood FS et al. Emergence of a Novel Swine-Origin Influenza A(H1N1) Virus in Human. N Engl J Med 2009;361:1~10

상관이 없다는 것 때문에 돼지인플루엔자라는 단어에서 무고한 '돼지'는 빠지게 되었다. 하지만 그 유전자가 어느 시점에선가 돼지의 유전자로부터 돌연변이를 거쳐 왔다는 점에서 '돼지-기원성 인플루엔자 바이러스(Swine-Origin Influenza Virus; SOIV)'라는 표현은 문헌에서 여전히 사용되고 있다. 전문가들은 1998년경 미국 캘리포니아에서 유행하였던 일부 돼지인플루엔자의 유전자와 현재의 신종인플루엔자의 유전자가 상당히 비슷하여 관련성이 있을 것으로 추정하고 있다.

물론 돼지와 접촉하는 것이나 돼지 축사를 출입하는 것 또는 돼지고기를 먹는 것은 이 병과 전적으로 관련이 없다. 그러므로 축산 농가나 육류 유통업자들에게 더 이상의 부담을 줄 필요가 없다. 대유행은 시작되었고 안타깝게도 사망자도 발생했지만, 대부분의 감염자들은 위험한 상태가 아니기 때문에 사회적으로 확산되고 있는 공포감은 실체보다 지나치게 과장된 것이다.

과연 새로운 종인가?

무엇인가를 새롭다고 규정하려면 새로운 것이 있어야 한다. 그러나 새롭다고 해서 생물학의 계통에서 말하는 새로운 종(種)은 아니다. 신종인플루엔자는 이미 알려진 인플루엔자 종(이를테면 인플루엔자 A, 인플루엔자 B, 인플루엔자 C, 이사바이러스, 토고토바이러스 등) 외의 새로운 종의 출현을 의미하는 것이 아니기 때문에 사실 '신종'이라는 말보다는 '새로운'이란 표현이 더 적절하다고 생각된다. 인플루엔자 바이러스의 족보는 다음과 같다. 이 족보에 의하면 신종인플루엔자는 이미 널리 알려진 인플루엔자 A의 아형(subtype 또는 아종 subspecies)일 뿐이다. 그러므로 계통학적인 '신종'은 분명히 아닌 것이다.

표 | 인플루엔자의 계통 분류에서 찾아본 신종인플루엔자 A(H1N1)의 위치 [밑줄]

과(科: family)	Orthomyxoviridae (오소믹소바이러스 과)
속(屬: genus)	Influenza (인플루엔자 속)
종(種; species)	Influenza A (인플루엔자 A, 또는 A형 독감) : 사람과 동물 공통 감염 ☞ 아형(亞形) : A(H1N1)〔그 중 하나가 신종인플루엔자〕, A(H3N2), A(H5N1)...등등
	Influenza B (인플루엔자 B, 또는 B형 독감) : 주로 사람만 감염
	Influenza C (인플루엔자 C, 또는 C형 독감)
	Isavirus
	Thogotovirus

그러면 혹시 새로운 아형인가? 과연 무엇이 새로운가?

신종인플루엔자의 정체가 새로운 종이 아니라 인플루엔자 A종의 아형인 H1N1 아형일 뿐이라면, 이 아형이 인류 최초로 소개된 새로운 아형을 지칭하는 것인가? 실망스럽게도 그렇진 않다. H1N1 아형은 1918년 대유행 때 처음 소개되었던 바이러스다. 그러므로 이번 신종인플루엔자는 새로운 종도 아니고 새로운 아형도 아닌 셈이다. 그러나 바이러스의 겉에 나타난 단백질 항원의 종류만으로 본다면 이번 신종인플루엔자 바이러스가 1918년 바이러스와 동일하지만, 속의 8가닥 유전자는 다르기 때문에 새로운 바이러스라고 하는 것이다. 신종인플루엔자의 실체는 새로운 사람인플루엔자 바이러스였고, 계절마다 유행하던 사람인플루엔자의 유전자를 기준으로 본다면 같은 A(H1N1)형 중에서도 큰 돌연변이(대변이)에 해당하는 차이가 있다.

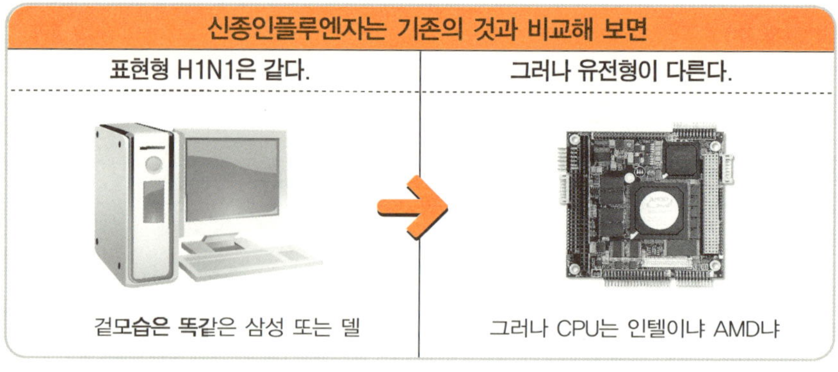

그림 | 신종인플루엔자가 새로운 것이라는 것을 Personal Computer로 비유한 그림

이는 위의 그림에서처럼, 마치 겉모습은 똑같은 삼성 또는 델-컴퓨터인데 중앙처리장치(CPU)를 만든 회사가 다른 경우 새로운 컴퓨터라고 하는 것과 같다. 그 구체적인 구조에 대해서는 제3장에서 좀 더 자세히 언급하

도록 한다.

 **2009년 신종인플루엔자의 계통적인 정체를 요약한다면;**
1. 기존의 사람인플루엔자 A 바이러스 종(種)에 속한다.
2. 기존의 사람인플루엔자 A(H1N1) 아형(亞形)에 또한 속한다.
3. 과거의 A(H1N1) 바이러스와는 다른 새로운 유전자를 가지고 있다.

인플루엔자라는 이름의 뜻과 그 유행의 역사

인플루엔자라는 말은 원래 라틴어의 'influentia'에서 비롯된 말로 하늘로부터 내려온 나쁜 영향(influence), 즉 신의 벌을 의미한다. 거기에 비하면 '독감'이라는 우리말은 신의 벌이라는 개념보다는 증상의 경중을 강조하기 때문에 더 객관적인 실체를 일컫는 데 적절하다. 물론 인플루엔자가 단순히 조금 더 독한 감기라는 뜻은 아니다. 감기와 인플루엔자의 차이점에 대해서는 제4장에서 자세히 소개할 것이다.

단순히 독한 감기 ≠ 독감 (=인플루엔자) ≠ 하늘로부터 내려온 형벌

인플루엔자는 주기적으로 찾아오는 대유행에 의해서 수많은 사람들이 희생되었던 감염이다. 역사적으로 1918년 스페인 인플루엔자의 대유행은 미국에서만 50만 명의 목숨을 앗아 감으로 그 무서운 위력을 떨치게 되었다. 바이러스에 대한 지식은 사람이 바이러스를 분리해서 관찰하기 시작한 1930년대 이후에 와서야 가능하였고, 진단 역시도 그때부터 본격적으로

할 수 있었다. 비말을 통해 감염되는 인플루엔자 감염은, 가벼운 감염을 포함해서 해마다 전체 인구 가운데 10~20%가 감염이 되고 취약한 사람들의 경우 사망을 초래할 수도 있었다. 그리고 마침내 1941년에 비활성 인플루엔자 A를 포함하는 예방접종을 호스폴(Horsfall)이 처음으로 개발했다. 따라서 다른 바이러스 질환에 비해 의사들에게 익숙한 병이고 진단과 치료 방법이 잘 알려진 편임에도 불구하고 취약한 사람들에게는 백신을 적극적으로 권하는 것이 지금까지 있어 온 인플루엔자에 대한 의학적인 접근 방법이다. 그동안은 전 세계적으로 조류인플루엔자 A(H5N1)의 산발적인 사람 감염 사례 때문에 새로운 대유행을 걱정하였는데, 2009년에는 누구도 예측하지 못하였던 새로운 사람인플루엔자 A(H1N1)의 대유행이 시작된 것이다. 그리고 이 병의 예측할 수 없는 대유행 가능성은 산업 사회 이후를 사는 우리에게도 여전히 하늘로부터 내려온 나쁜 영향이라고 밖에는 달리 생각하기 어려울 정도로 두렵게 느껴지기도 한다.

감염병 유행의 보편적인 사회적 표징(Stigma)

감염병은 원인 균이 무엇이든지 대개 집단적으로 발생하기 때문에 오랫동안 사람들에게 공포감을 주어 왔다. 특히 치료 약제인 항생제나 항바이러스제(감염병 전공자들은 항균제라는 보편적인 용어를 더 좋아한다)가 사람들의 손에 쥐어지기 시작한 때가 1942년 이후이므로 아직 한 세기도 지나지

 제1장 듣도 보도 못한 신종플루(신종인플루엔자 A[H1A1]) 과연 새로운 병인가?

않았다. 수만 년 또는 그 이상의 인류 역사에 비한다면 지극히 짧은 기간 동안 우리는 우리를 지켜 주는 무기의 도움을 받아 온 셈이다. 그러므로 헤아릴 수 없이 기나긴 인류 역사 중 페니실린이 사용되기 시작한 약 60~70년을 빼면 99.9%의 기간 동안에는 심각한 감염병이 창궐한 경우 우리 목숨을 그저 운명에 맡길 수밖에 없었던 것이다. 하지만 우리가 이 좋은 무기를 신중하고 올바르게 쓰지 못하면 항균제 내성 때문에 항균제와의 인연을 끊어야만 되는 끔찍한 시대가 올 수도 있다.

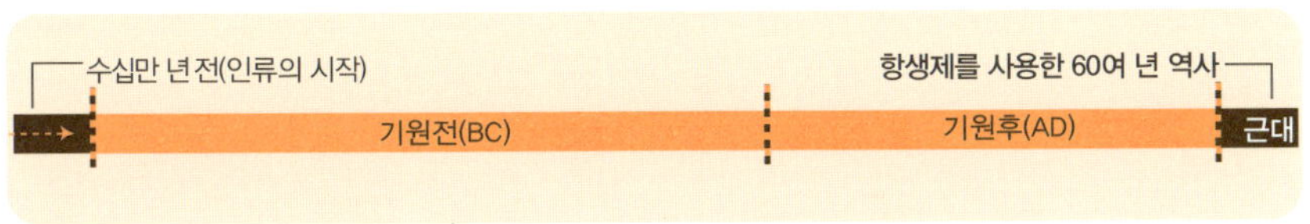

그림 | 전체 인류 역사에서 지극히 짧은 '항생제 시대(Antibiotic Era)'

감염병은 특별한 한두 사람이 병에 걸리는 것이 아니라 동시에 많은 사람들이 감염이 되고 집단적으로 사망하게 되므로 국가의 기능이나 사회의 모든 질서가 파괴되고 초기화되도록 하는 무서운 특징을 가지고 있다. 심지어 과거에는 국가의 운명이 좌우되기도 하였다. 오늘날도 죽음의 공포까지는 아니라 하더라도 직장인들의 집단 결근과 학생들의 결석·휴교로 인해서 엄청난 사회적 여파가 여전히 초래되고 있다.

감염병의 확산, 누구의 책임인가?

어떤 질병이든지 주된 원인과 결과가 명확하다면 책임 소재에 대한 논의는 필요치 않다. 가령 가족력이 있고 혈압이 있었는데 주의하지 않아 심장병이 발생했다거나, 비만으로 인해 당뇨병이 악화되었다거나, 담배를 오래 피워서 암에 걸렸다거나 등의 경우에는 사회적 책임 내지는 죄책감을 느껴야 할 집단의 사람들을 찾을 필요가 없는 것이다. 자신의 건강의 위험 관리(risk management)를 소홀히 한 개인에게 가장 큰 책임이 있기 때문이다.

감염병이 발병하면, 그 원인은 미생물이지만 미생물을 탓할 수는 없기 때문에 어째서 감염이 이루어졌는지를 두고서 흔히 개인의 죄나 과오를 탓하기도 하고 보건 당국이나 정부의 안일한 대응과 무능을 질타하기도 하며 나쁜 경과를 해결하지 못한 의료진에게도 책임을 묻기도 한다. 그러나 도의적인 책임 소재를 따지는 데는 모든 것이 결국은 미생물인 바이러스의 생물학적인 특성도 있기에 한계가 있을 것이다. 감염병은 항상 애매하게 발병하고 애꿎은 사람들의 목숨을 집단적으로 앗아 가는 두려운 손님과 같은 존재이기 때문에 신(神)이 사람들을 벌하고 있다고 오해하기 쉬운 병이었다. 그러나 과연 그러한가? 만일 공의로운 신이 사람들을 죄에 따라 벌하기로 작정했다면 감염병은 공정한 도구는 아닐 것이다. 죄를 지은 사람과 그렇지 않은 사람을 완벽하게 변별하지 못하기 때문이다. 감염병에 걸린 결과만으로 그 사람의 죄를 알 수는 없다. 가령 수많은 죄를 짓고도 감염병 하나 걸리지 않은 사람들은 어떻게 이해해야 할 것인가? 그럼에도 오늘날까지도 감염병에는 수많은 사회적 표징(Stigma) 현상이 환자들의 마음을 짓누른다. 우리나라도 지난 세기 초까지 한센병(나병)이나 결핵에 걸린 사람들이 그러했고, 심지어 한때 B형 간염에 걸린 사람도 공무원 임용에 결격사유였던 시대가 있었고, 식탁에서 차별을 받았던 어처구니없던 때가 있었다. 그러니 HIV(사람 면역 결핍 바이러스)에 감염된 환자들은 얼마나 더 더욱 그렇겠는가? 의사로서 이런 이들이 불쌍하고 안타까운 것은, 모종의 바이러스 감염 때문에 약을 복용하고 당뇨병 환자들처럼 주기적으로 피 검사하고 안과 검사하는 것 자체가 결코 힘든 일만은 아니지만 무엇보다 이들을 바라보는 주변의 시각이다. 다시 말해 사회생활을 하면서 이 병에 걸린 사실이 주변에 알려지게 될 때 주위 사람들이 자신을 어떻게 볼 것인가를 매우 두려워하는 현실 때문이다. 하지만 실제로 모든 감염병의 발병은 개인의 잘못된 행동보다는 나름의 생물학적, 사회·환경적 요인이 있는 경우가 더 많다. 따라서 병에 걸린 모든 사람은 여러 가지 사회적 표징의 오해에도 불구하고 병으로 인해서 동정받을 자격이 있는 것이다.

바이러스 감염이 사람의 악행에 대한 신의 형벌이라면 그것은 공정한 형벌이 아니다.

감염의 원인인 바이러스가 실제로 감염을 일으키려면 여러 가지 요소가 필요하기 때문에 감염된 사람들에 대한 사회적 표징을 붙이는 것은 결코 옳지 않다.

신종인플루엔자에 걸린 어린 학생이 받게 되는 따돌림과 사회적 표징이 과거 중세 때와 같지는 않겠지만, 여전히 이 병은 학교의 기능을 마비시키기 때문에 감염된 학생들은 마치 바이러스를 퍼뜨리는 사람처럼 눈총을 받고 집단적인 따돌림을 당하게 된다. 이번 유행 초기에 필자가 근무하는 신종인플루엔자 진료소를 찾은 106명을 대상으로 한 설문 조사에서, 응답자의 57.3%는 가족이나 동료에게 감염을 일으킬 것에 대한 우려 때문에 병원을 찾았고, 25.5%는 고열이나 근육통과 같은 본인의 고통 때문에 왔으며, 11.3%는 학업이나 직정의 업무적 손실을 걱정 때문에 빨리 확인해서 업무에 복귀하려고 병원에 왔다고 대답했다. 눈에 띄는 점은, 응답자의 6.6%는 학교나 직장에서 따돌림을 당하기 때문에 빨리 진단받고 진료를 받기 위해서 왔고, 3.8%는 죽음에 대한 공포 때문에 병원을 찾았다는 점이다(그림). 즉 포스트모던 사회에 이르러서도 여전히 신종인플루엔자 감염은 사회적 표징을 남기고 있음을 알 수 있다. 그렇지 않아도 마비 상태에 가까운 병원의 일차 진료 기능을 겨우 유지하면서 제정신일 수 없는 의사

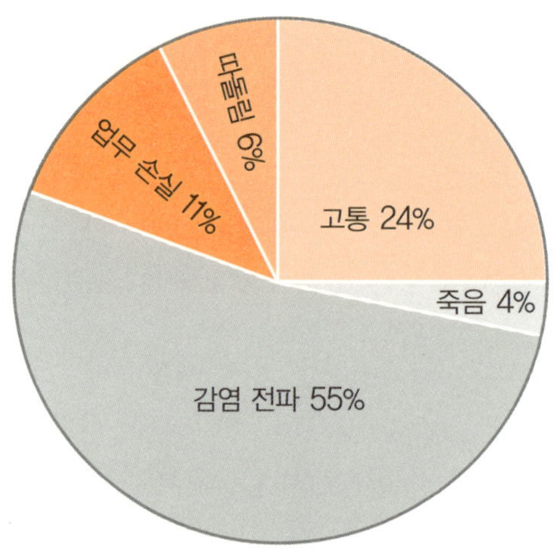

그림 | 신종인플루엔자 진료소를 찾은 106명의 응답자들이 걱정하는 것 [순천향대학교병원]

노릇을 하고 있지만, 한시도 잊어서는 안 되는 것이 바로 환자들이 기본적으로 가지고 있는 정신적 압박감이다. 따라서 '당신의 죄를 사하노라!' 라고까지는 못하더라도 누군가는 반갑게 이들을 맞아 주고 불안해하는 점들을 잘 들어 주며 따뜻이 돌봐야 한다고 생각한다. 물론 이 땅의 의사로서 나름대로 노력을 기울이고 있음에도, 그런 여유와 너그러운 마음이 부족하다는 것을 솔직하게 고백하면서 말이다.

과거로부터 거듭된 인플루엔자의 대유행

인플루엔자의 대유행에 대한 과거 기록을 찾아보면, 1889년에 세계적 유행이 있기 전까지는 인플루엔자가 유럽에서 그리 흔한 질병이 아니었다. 이 병은 다른 감염병들과 마찬가지로 농경 사회에서 도시화로 가면서, 집단 생활환경 중에 유행하기 적합한 바이러스에서 비롯되는 것이다. 1173년경 기록에서 처음 등장했다는 주장도 있으나 확실한 것은 아니다. 과거로부터 이 병은 도시 환경에서 사람들이 주로 긴밀한 실내 생활을 하고 접촉을 많이 하게 되는 겨울철에 급격하게 확산되어 많은 사람들에게 감염을 일으키고 2~3주에 절정을 이루며 전체적으로 6~16주의 유행 기간이 지속되는 특징이 있다. 사회적으로 볼 때는 인플루엔자 유사 징후(influenza like illness: ILI)를 앓음으로 인해 인력의 생산성이 저하되고 이들을 중심으로 고령자나 만성질환자 그리고 영·유아들에게까지 이따금 심각한 합병증을 초래하기도 한다. 인플루엔자에 대한 가장 생생한 기억은 1918년에 있은 대유행이고, 이때 유행했던 바이러스를 기준으로 그동안 여러 차례의 큰 변이가 생긴 결과로 1957년의 아시아 인플루엔자, 1968년의 홍콩 인플루엔자, 1977년의 러시아 인플루엔자 등 전 세계적인 대유행 인플루엔자가 곳곳에서 실제로 있었다.

1918년 대유행 인플루엔자가 역사에 남긴 상처들

1918~1919년의 인플루엔자는 사람인플루엔자 A(H1N1) 바이러스에 의해서 발생하였다. 그 당시 바이러스는 A(H1N1)이긴 했지만 2009년의 바이러스와는 다른 유전자를 가지고 있었고, 추정컨대 당시 사람에게는 처음으로 넘어온 바이러스였기 때문에 나름대로 일컫자면 '1918년 A형 신종 인플루엔자'였을 것이다. 1918년과 다음 해인 1919년까지 2년에 걸친 3차례의 대유행의 결과로 전 세계가 열병을 앓았고 적어도 세계 인구 중 5천만 명 이상이 목숨을 잃은 끔찍한 참사였다. 1957년(사람인플루엔자 A[H2N2])과 1968년(사람인플루엔자 A[H3N2])의 인플루엔자 때는 각각 백만 명 정도가 사망하였고, 1977년(1918년 바이러스와 같은 A[H1N1]이 다시 찾아왔다)에는 약 70~100만이 사망한 것을 비교할 때, 1918년 사망자가 유난히 많았던 것은 의료 환경이 더 취약했고 치료 약제도 없었기 때문이라는 의견도 있지만, 한편으로는 바이러스의 고유한 독성의 차이로 인한 실제로

발생한 환자의 수가 다르기 때문이었다는 점을 이해할 필요가 있다. 그러나 확실히 1918년의 대유행은 그 이후의 대유행과 여러 면에서 차별성을 가지고 있다. 당시 대유행의 첫 사례는 1918년 3월 미국 디트로이트, 사우스캐롤라이나에서 시작되었고 1차 대전을 위해 유럽에 파병된 많은 미군들 사이에 이내 사망자들이 생겨났다. 유럽의 대유행은 스페인에서 시작되어서 스페인 독감이라는 오명이 붙게 되었다는 이야기도 있다. 5~6월을 거쳐 주로 군대를 중심으로 확산되다가 여름이 되면서 급속하게 감소하였으나, 9~11월이 되자 2차 한파가 닥치면서 환자 발생이 최절정에 달하게 되었다. 당시의 치사율은 2.5% 이상이었다고 전해진다. 2차 한파에 이어 1919년 봄에 3차 한파로까지 이어지면서 전체 사망자의 90%가 이 기간에 발생하였다. 2년에 걸친 사망자의 수는 1914년부터 1918년까지 이어졌던 제1차 세계대전의 사상자보다 훨씬 더 많았다고 한다[4].

우리나라에도 찾아왔던 1918년 대유행 인플루엔자

1918년의 대유행 인플루엔자는 우리나라에도 영향을 미쳤다. 당시 우리나라도 개신교 선교사이자 세균 학자였던 석호필(Schofield F · W) 박사가 한국인 공저자인 신등(아마도 석 박사가 배출한 최초의 의대 졸업생이 아니

---

4) 김우주. 인플루엔자 판데믹의 역학적, 임상적 특성(1918년부터 2009년까지). 2009년 대한감염학회 추계 학술 대회

었을까 추정한다)과 함께 미국 의사협회지와 중국의학회지에 보고한 바에 따르면[그림][5] 인플루엔자가 유럽과 같은 시기에 주로 시베리아를 통해 유입되어 국민의 25~50%가 이환되었다고 한다. 사망자는 너무 많아서 당시

VOLUME 72
NUMBER 14

INFLUENZA IN KOREA—SCHOFIELD AND CYNN

981

nucleated red and some large, pale white cells, not classified. The differential count was: polymorphonuclears, 58 per cent.; lymphocytes, large and small, 35 per cent.; large mononuclears, 28 per cent., and eosinophils, none.

December 31, the third day of the baby's life, finely crepitant râles were diffusely distributed over both lungs. Cyanosis was marked, and dyspnea extreme. The baby died at 6:05 p. m. with well marked symptoms of bronchopneumonia.

Necropsy.—The following day opening of the thorax revealed minute hemorrhages into the pericardium. The heart muscles were flabby and gave evidence of a parenchymatous myocarditis. On examining the heart valves, one could plainly see a beginning of acute verrucose endocarditis, involving the cusps of the tricuspid valve. Both lungs showed confluent areas of hemorrhagic bronchopneumonia. The spleen gave evidence of an acute splenitis with some edema and passive hyperemia. The kidneys showed no gross pathologic change, and the liver gave the appearaces of cloudy swelling.

Prof. F. Robert Zeit of the Northwestern University Medical School, Chicago, examined the tissues and organs, and reported that "the cultures, made from the organs of the baby which were submitted for examination showed many colonies of streptococci. Those made from the lungs showed in addition to the streptococci, which were present in large numbers, a few colonies of *Staphylococcus aureus* and *albus*. Cultures made from the spleen showed a few colonies of *Staphylococcus aureus* and *albus* and many colonies of streptococci. The examination of the organs shows: (1) lung: capillary bronchitis;

PANDEMIC INFLUENZA IN KOREA

WITH SPECIAL REFERENCE TO ITS ETIOLOGY

FRANK W. SCHOFIELD, D.V.Sc.

AND

H. C. CYNN, M.B.

SEOUL, KOREA

The great influenza pandemic made its appearance in Korea during the month of September, 1918. There seems to be no doubt that the infection came from Europe, via Siberia. The disease spread from north to south along the line of the Southern Manchurian Railway. The first cases seen by us in Seoul, the capital, were during the latter part of September. Before the middle of October the epidemic was at its height. The insanitary conditions of oriental life greatly enhanced the spread of the infection. At present it is impossible to estimate either the number of cases or deaths, as accurate information has not been received from the Japanese authorities. From one quarter to one half of the population must have been affected. Most of the schools were closed, owing to the high incidence among the scholars and teachers. As elsewhere the serious nature of the outbreak was due to the frequent

그림 | 1918년 우리나라의 인플루엔자에 관한 보고서

(석호필 박사 등에 관한 기사가 실린 미국의사협회지)[6]

5) Schofield FW. Cynn HC (신현철?). Pandemic Influenza in Korea with Special References to its Etiology. JAMA 1919;72:981~983. 천 명선, 양 일석. 1918년 한국 내 인플루엔자 유행의 양상과 연구 현황: 석호필 박사의 논문을 중심으로. 의사학 2007;16:177~191

6) Schofield FW. Cynn HC. Pandemic Influenza in Korea with Special References to its Etiology. JAMA 1919;72:981~983

조선총독부 보건 당국은 집계조차 할 수 없었지만, 적어도 수십만 명에서 백만 명 이상이었을 것으로 추정된다고 했다. 수십 일을 거쳐서 시베리아를 횡단하는 열차 외에는 유럽과 연결될 방법이 없었음에도 감염 바이러스가 이미 전 세계를 돌았던 사실을 고려할 때, 2009년 아메리카 대륙에서 시작된 바이러스가 단지 몇 달 만에 우리나라 구석구석까지 침투한 것도 놀랄 일이 아닐 것이다.

흥미로운 사실은, 당시 비록 나라의 주권은 빼앗겼으나 우리나라를 지키는 의학자로서 석호필 박사가 한국인 동료 연구진과 계속 활동을 했다는 점이다. 당시에는 바이러스에 대해 잘 모를 때였기 때문에 환자의 혈액 배양에서 '원인 세균을 찾아보려고 애썼으나 원인 미생물을 찾을 수 없었다.'는 내용이 보고서의 결론이었다(Etiology of pandemic influenza remain unknown; More evidence to establish the relationship of Pfeiffer's bacillus. Further experiments with filtered blood & secretions, Possibility for filtrable virus.). 이 땅에서 감염병을 공부하는 석호필 박사의 후예로서 하나 부러운 점은 당시 이분들은 똑같은 사례 보고를 두 개의 논문에다 각각 이중 게재를 했다는 사실이다. 오늘날의 관점으로는 용납되지 않는 것이지만, 당시에는 아마도 교통이 발달하지 않았고 문서를 쉽게 주고받을 수 없던 시절이었기 때문에 다양한 독자들에게 지식을 전하고자 하는 목적으로 그러한 이중 게재가 전혀 문제가 되지 않았던 것으로 보인다.

실제로 인플루엔자 바이러스를 분리하여 사람들에게 가시적으로 알리게 된 것이 1930년대의 일이었으므로 비록 당시 우리나라가 식민지하에 있었지만 이미 전 세계적인 의학의 선구자가 있었다는 것을 자랑스럽게 생각한다.

1977년부터 1997년까지 예고되었던 새로운 대유행의 초읽기

1977년 대유행 이후 한동안 인플루엔자는 대유행으로서 더 이상 지구를 넘보지 못하였다. 마치 노아 홍수 직후 무지개가 뜨면서 앞으로 더는 신이 세상을 물로 심판하지 않겠다고 한 것처럼, 한동안 우리는 인플루엔자의 대유행을 잊고 살아왔다. 물론 해마다 지역적으로 소규모의 유행으로 인한 고위험군의 사망자가 발생되었지만, 어느 누구도 사망자가 나올 때마다 언론에 보도하거나 공포감을 느낄 정도는 아니었다. 실제로 위생과 환경이 개선되고, 의식주의 문제가 해결됨으로 인해 포스트모더니즘 세계에서는 과거 전근대 사회의 유물이었던 감염병의 대유행은 지나간 이야기가 되었다. 당시로선 그것이 과연 그런 산업화의 공로 때문인지는 여전히 알 수 없었지만 하여튼 인류는 인플루엔자의 대유행 없이 한동안 평온하였다.

그러나 감염병을 일으키는 바이러스의 입장에서는 산업화된 지구의 한쪽이 지구의 전부가 아님이 분명하다. 중국 남부처럼 여전히 사람과 가금류들이 취약한 위생 상태에서 공존하면서 사는 지역도 있고, 경제적으로 가난하여 감염자가 집단적으로 발생해도 무방비 상태인 국가도 있으며, 산업화

되면서 바이러스의 변이가 생기기에 좋은 숙주 동물들이 여러 나라들에서 대량 사육되고 있기 때문이다. 지구의 온난화와 여러 가지 기후와 환경의 변화로 감염병을 일으키는 미생물 자체의 생존 환경도 변할 뿐 아니라 그들의 숙주 또는 매개 동물의 운명이 바뀜에 따라 어떤 감염병은 소멸하게 되지만 어떤 감염병은 새롭게 등장(emerging infectious diseases)하거나 다시 찾아오게(re-emerging infectious diseases) 된다. 가령 2003년 사스(SARS)의 대유행은 그러한 취약한 환경과 연관이 있을 것으로 추정되었다. 학계에서는 1977년 이후 인플루엔자의 대유행이 어떤 식으로든지 다시 찾아올 것이라고 생각하였고, 이를 준비해야 한다고 생각하였다. 각 국가의 보건 당국(우리나라의 질병관리본부, 미국의 질병관리예방본부 등)이나 세계보건기구(WHO)에서 '대유행 대비(Pandemic preparedness)'라는 말이 생길 정도로 정부와 전문가들 사이에서는 이것이 이미 거론되어 왔다.

불발탄과도 같았던 1997년 조류인플루엔자

1997년 홍콩에서 조류인플루엔자 A(H5N1)가 홍콩의 닭 사육 농가에서 집단적으로 확산되었을 때, 우리는 드디어 올 것이 오고 있다고 생각하면서 긴장했었다. 당시에는 이것이 아직 조류의 감염에 국한되어서 집단적인 폐사를 일으키며 농가에 경제적 손실을 초래했던 조류인플루엔자 바이러스였고 사람인플루엔자는 아니었지만, 우연히 사람에게 넘어와서(= '종 간 장벽을 넘다') 18명의 감염자와 6명의 사망자가 발생하자, 전 세계의 전문가들은 대유행의 초읽기를 준비하고 있었다. 이 바이러스가 변이를 통해 사람인플루엔자로 편입될 경우에는 인류의 운명은 마치 언론에서 취재한 홍콩 농가의 집단 폐사한 닭이나 오리와 같은 꼴이 될 것이 분명했기 때문이다. 다행히도 당시에는 홍콩 당국의 매우 과감한 도살 처분 정책으로 그 유행을 잠재울 수 있었다. 그러나 2003년부터 몇 년 동안 산발적으로 동남아시아, 한국, 중동, 유럽, 아프리카까지도 가금류(닭과 오리)에 유행 바이러스가 여전히 소규모로 보고되고 있었다. 우리나라도 비교적 신속히 대응해서 더 큰 확산을 막고 사람에서 가능했을지도 모를 대유행을 막을 수 있었다. 그러나 비록 제한된 사례였지만 베트남 등지에서는 이 바이러스가 조류 – 조류 또는 조류 – 사람(우연 감염)뿐 아니라, 감염된 사람에서 다시 사람으로 전염되는 대인 전파 감염이 보고되었기 때문에 이 바이러스가 사람 간에 대유행을 일으킬 가능성이 있는 게 아닌지에 대해 우려하게 되었다. 따라서 대부분의 전문가들은 이 A(H5N1) 바이러스야말로 다음번 인플루엔자 대유행의 후보라고 생각해 왔다. 그러던 가운데 우리는 2009년 인플루엔자의 대유행을 맞게 되었고, 놀랍게도 그 주인공은 A(H5N1)가 아닌 새로운 A(H1N1)이었다. 그러나 조류인플루엔자 A(H5N1)는 우려했던 정도로 사람 간에 감염될 수 있는 효율적인 구조와 기능은 가지고 있지 못한 것으로 알려졌다. 아직은 변이를 통해 새로운 기회가 생겨야만 바이러스 입장에서 대유행 바이러스로 승격이 가능할 것이다.

표 ▌1997년~2004년, 사람에게 감염을 일으킨 조류인플루엔자의 사례(Bartlett JG 등)[7]

아형	지역	시기	감염된 환자의 증후군과 수
H5N1	중국, 홍콩	1997	인플루엔자 (각각 18명, 6명 사망)
H9N2	중국	1999	심각하지 않은 인플루엔자 (어린이 2명)
H7N2	미국(Virginia)	2002	무증상 (1명)
H7N7	네덜란드	2003	결막염 (78명), 인플루엔자 (각각 7명, 1명 사망)
H5N1	중국, 홍콩	2003	인플루엔자 (각각 2명, 1명 사망)
H5N1	태국, 베트남, 캄보디아	2003~ 2005.6	인플루엔자 (각각 88명, 50명 사망)
H9N2	홍콩	2003	심각하지 않은 인플루엔자 (1명)
H7N2	미국(New York)	2003	심각하지 않은 인플루엔자 (1명)
H7N3	캐나다	2004	결막염

표 ▌현재 우리나라 조류인플루엔자의 주의 수준 (질병관리본부)

Phase	Level	기준	주요 대책
0	1	신종 출현, 인체 감염 확인	조기 감시망 정비 실험실 기능 확충 예방 치료제 비축 위험군 접종 확대
0	2	다수 인체 감염 발생	
0	3	사람 간 전파 확인	
1	1개 국가에서 유행		사스(SARS)에 준한 조치
2	다수 국가 또는 대륙 유행		
3	1차 유행 종식, 소규모 유행 지속		
4	2차 대유행		
5	완전 종식 (Phase 0로 전환)		

7) Bartlett JG et al. Ann Intern Med 2005;143:460~561

2003년 동남아시아에서 시작되었던 사스(SARS)의 공포

2009년 신종인플루엔자의 공포는 1977년 대유행 이후 상당히 오랜만에 찾아온 전 세계적 대유행 인플루엔자였지만, 돌이켜 보면 인류는 21세기 초반부터 몇 가지 호흡기 바이러스의 전 세계적인 위협 덕분에 바이러스로 인한 대재앙을 막을 수 있는 훈련을 제대로 했다고 생각한다. 그중 중요한 사건이 2003년에 있었던 사스(SARS, 중증급성호흡기증후군) 대유행이다. 우리 병원에서 호흡기 비말로부터 의료진을 보호할 수 있는 N95 마스크나 고글(보안경)과 음압 격리 병실 등의 시설을 마련한 것도 바로 그때부터였다. 어쩌면 2003년의 사스 대유행과 이후 동남아시아와 우리나라에서 산발적으로 있었던 조류인플루엔자 때문에 우리나라에 있는 대부분의 종합 병원들은 호흡기 감염의 대유행 상황이 되면 무엇부터 해야 하는지 정도를 상식적으로 알고 준비할 수 있게 된 것이다.

2003년 2월부터 3월 사이에 중국 남부를 다녀온 여행객들을 중심으로 홍콩, 북미(토론토)의 호텔과 의료 기관 내에서 엄청난 속도로 2차 감염 및 사망 사례가 확산되어 약 3개월 만에 전 세계적으로 집계된 환자 수만 해도 만 명에 달했기 때문에 상당한 공포감이 널리 퍼지게 되었다. 이탈리아 출신의 인도주의적 의사였던 카를로 우르바니 박사가 당시 사스가 창궐한 지역에서 의료 봉사를 하다가 순직했던 것이 기억에 오래 남는다. 당시 원인 균으로 알려졌던 사스코로나 바이러스는 인플루엔자와 마찬가지로 주

 제1장 듣도 보도 못한 신종플루(신종인플루엔자 A[H1A1]) 과연 새로운 병인가?

로 호흡기 비말(침방울) 감염을 일으킨다고 알려졌음에도, 홍콩의 한 아파트에서는 같은 라인의 주민들이 동시에 감염이 되어서 이 바이러스가 이제는 공기를 통해 감염이 되도록 진화했는지의 여부를 거론하기까지 했다. 최종적으로는 하수구에서 역류한 배설물을 통한 비말 감염으로 판명되었다. 다행히 우리나라에는 큰 여파 없이 서서히 진작이 되어서 역시 큰 파장을 남기지는 못하였는데, 그때부터 우리나라 사람들이 유독 호흡기 감염에 대해서 면역(저항성)이 강하다는 근거 없는(?) 학설이 나오기도 하였다.

그런데 중국 남부와 베트남, 북미 지역 일부에서는 큰 홍역을 치룬 병이 어째서 우리나라에는 오지 않았을까 하는 생각을 하게 될 수도 있다. 어쩌면 자연환경과 기후와 사람들의 문화 등 여러 가지 복합적인 감염병의 창궐 요인 중 아주 미세한 수치의 차이로 어떤 지역에서는 큰 피해가 나타나고 어떤 지역은 빗겨 갈 수 있는 것이 아닐까 생각한다. 몇 해 전, 사스 유행 때도 우리나라 보건 당국과 의료 기관이 일치단결해서 방역을 잘했기 때문에 우리나라에 피해가 오지 않았던 것으로 기억되고 있지만, 어떤 면에서는 우리가 성공적인 방역을 한 요인을 모르고 있는 만큼 단순히 우리가 운이 좋았다고 본다. 참으로 두려웠던 것은 당시에는 인플루엔자와 달리 효과적인 치료제 하나 제시되지 않았다는 점이다. 거기에 비하면 이번 2009년 신종인플루엔자 대유행은 그래도 치료제가 있다는 큰 차이가 있다.

사스가 준 교훈은, 의학이 아무리 발달해도 감염병이 집단 발병 (outbreak)할 가능성은 항상 존재한다는 점이다. 그 이유는 한편으론 병원균들이 자연 생태계의 독특한 환경이나 동물 숙주에 기생하고 있으면서 꾸준히 증식하고 변이를 일으키면서 잠재적으로는 사람에게 질병을 일으킬 수 있는 준비를 하고 있기 때문이다. 다른 한편으로는, 사람과 물류의 이동이 빠른 교통수단을 통해 질병의 잠복기 동안에도 많은 지역을 이동할 수 있게 되어 과거에 없었던 전 세계적인 감염병의 창궐이 가능해진 것이다. 사스의 경우는 잠복기가 인플루엔자에 비해서 상대적으로 긴 10일 정도가 되기 때문에 잠복기 상태에서 세계를 여행하는 여행객들에 의해 현대 의학과 문명의 중심인 북미 대도시에까지 전파되었고, 놀랍게도 그곳들에서 엄청난 도시 내 2차 감염, 병원 내 감염이 발생했던 것을 우리는 똑똑히 볼 수 있었다. 사스의 대유행 때 그나마 경이로웠던 것은 미국 보건 당국이 처음 임상 사례를 보고한지 며칠 만에 원인 균이 어떠한 미생물일 것이라는 추정을 하고 곧 그것이 코로나 바이러스 과(科)의 사스코로나 바이러스라고 규명하더니 몇 주 이내 진단 검사법을 제시하였다는 사실이다. 물론 전 세계적인 유행이 확산되지 못해서 그 이후 예방접종 개발이나 전 세계적인 예방 지침을 만드는 것으로까지는 발전하지는 않았다.

오늘도 우리 병원을 방문하는 보호자들이 의료 기관 내에서 인플루엔자가 감염되는 것을 걱정하면서 더 완벽하게 방역을 위해서 노력할 수 없는지를 물으면서 타박하는 것을 보았다. 그러나 막상 우리가 뭔가를 잘하거

 제1장 듣도 보도 못한 신종플루(신종인플루엔자 A[H1A1]) 과연 새로운 병인가?

나 못하거나를 떠나서 바이러스 자체가 왕성한 전파력을 가진 바이러스라면, 혹은 지역 사회의 유행의 규모가 더 커질 경우에는, 사스로 인한 병원 내 감염의 파죽지세를 당했던 캐나다의 종합병원에서 있었던 일이 더 이상 남의 일이 아니라며 큰 우려를 하게 된다.

이처럼 감염병은 새롭게 출현하기도 하지만, 다시 찾아오기도 한다. 우리나라는 다음과 같은 일부 감염병이 새롭게 밝혀지거나 다시 찾아오는 일이 많아지고 있다.

> 콩팥증후 출혈열(유행성 출혈열)
> 렙토스피라증(바일시병 또는 7일열) : 재출현
> 레지오넬라(재향군인병)
> 쯔쯔가무시병 : 재출현
> 에이즈(AIDS)
> 말라리아(학질) : 재출현
> 그 밖에도 브루셀라증, 독성쇼크증후군, 리케차폭스, 큐(Q)열, 탄저병, 야토병

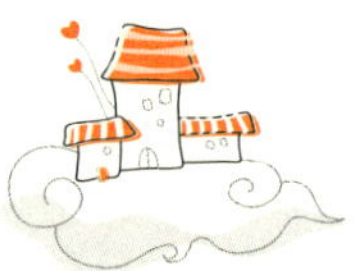

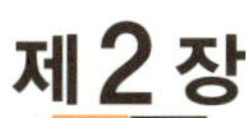

제 2 장

얼마나, 어디에서, 어떤 사람에게,
어떻게 감염되는 병인가?

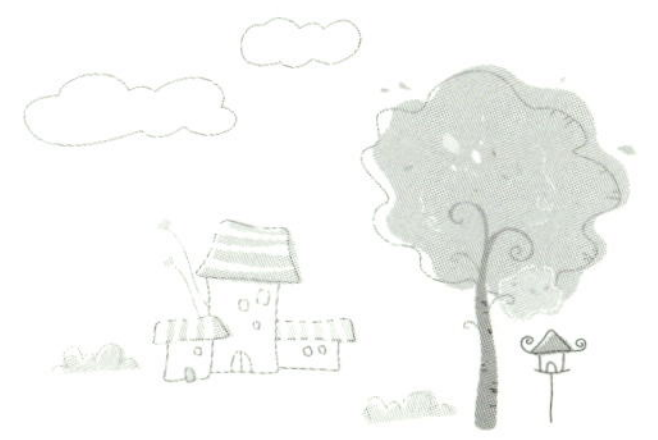

얼마나, 어디에서, 어떤 사람에게, 어떻게 감염되는 병인가?

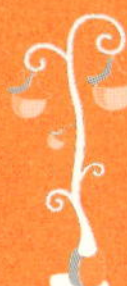

얼마나 많이 발생하는 감염병인가?

인플루엔자(독감)는 거의 매년 유행하는 급성 호흡기 질환이고, 계절인플루엔자라고도 한다. 평균 발병률은 지역 사회 인구의 약 10~20%로 생각보다 많은 환자가 발생되고, 특히 일부 취약한 연령층과 고위험군은 발병률이 약 40~50%에 이를 정도로 감염성이 높은 질환이다. 또한 대유행은 약 10~40년 주기로 발생되어 왔으며, 지난 20세기 동안에 세 차례 발생하였다.

어느 지역에서 언제 많이 발생하는가?

온대 지방의 계절인플루엔자는 주로 겨울에 유행하기 때문에, 북반구에서 인플루엔자 유행은 늦가을에서 시작되어 초봄까지 발생하고, 남반구에서의 유행은 북반구보다 6개월 전이나 후에 시작된다. 일반적으로 인플루엔자의 지역 유행은 매우 눈에 띄는데, 유행은 갑자기 시작되어 2~3주에 걸쳐 정점을 이루고 2~3개월까지 지속되다가 갑자기 소멸된다. 높은 감염성, 짧은 잠복기, 코와 목의 분비물 증가, 바이러스의 대량 배출, 짧은 분비 기간 등이 인플루엔자 유행의 특징적인 소견이다.

어떤 나이군의 감염병인가?

지역 사회의 계절인플루엔자 유행의 신호탄은 가장 먼저 어린이들 가운데 급성 호흡기 질환자가 순식간에 증가하는 것이다. 이어서 성인들의 인플루엔자 유사 징후(influenza-like illness)의 빈도가 증가하고, 감염의 결과로 폐렴과 만성 심폐 질환 입원 환자 수가 늘어난다. 이 시기에는 학교나 직장에 결석 또는 결근하는 사람의 수 또한 증가하여 사회·경제적으로 큰 혼란이 초래된다. 고위험군 만성질환이나 노인들은 폐 질환과 인플루엔자로 인한 사망률이 증가하게 된다. 인플루엔자 유행 때의 발병률은 어린이가 높은 반면, 중증 합병증이나 사망률은 고위험군인 65세 이상 노인과 만성질환자가 가장 높다. 특히 고위험군 가운데 천식 또는 만성 호흡기 질환자, 만성 대사 질환자, 신기능 장애 환자, 혈색소병증 환자, 면역 결핍증 환자 등은 병에 더 많이 걸릴 뿐만 아니라 사망률도 높은 편이다.

질병의 심한 정도를 결정하는 것은 사람의 면역뿐 아니라 유행을 일으키는 인플루엔자 바이러스의 아형도 크게 기여한다. 예를 들면 계절인플루엔자 A(H3N2) 아형은 보통은 계절인플루엔자 A(H1N1) 아형(신종인플루엔자가 아닌)보다 심한 임상 증상을 나타낸다. 인플루엔자 B는 중간 정도의 증상을, 인플루엔자 C는 아주 가벼운 증상을 일으킨다.

어떻게 전파되는가?

신종인플루엔자는 감염된 환자의 호흡기로부터 기침, 재채기 등에 의해 방출된 바이러스 입자가 분무(aerosol) 또는 침방울(비말 droplet) 형태로, 이 병에 대한 면역이 없는 다른 사람의 호흡기로 유입됨으로써 전파된다. 빈도는 덜하지만 손과 손의 접촉이나 옷, 침구 등의 매개물을 통한 전파도 가능하다. 신종인플루엔자 바이러스의 일차 감염 부위는 감기와 같은 상부 호흡기이며, 신종인플루엔자 바이러스는 감염된 세포에서 몇 시간 내에 증식하여 세포 변성이나 괴사를 발생시키고 다시 유출되어 주위의 다른 세포를 감염시킨다. 따라서 신종인플루엔자 바이러스에 감염된 후 평균 18~72시간이 지나면 호흡기 상피세포들로 감염이 확산되면서 증상이 나타나기 시작한다. 감염 당시 유입된 바이러스의 양이 많을수록 잠복기는 짧아지며, 바이러스 복제가 활발할수록 증상도 더욱 심해진다. 그러나 신종인플루엔자는 호흡기 증상만을 유발하는 것이 아니라 고열, 근육통, 두통 등 다양한 전신 증상을 보이는데, 이는 바이러스 자체가 혈액을 타고 돌아다니는 것(바이러스혈증)과는 무관하며, 감염된 호흡기 세포 내에서 유도되어 호흡기 분비물과 핏속으로 방출되는 각종 염증물질, 의학전문용어로 사이토카인(TNF-α, 인터페론-α, interleukin-6 등)과 연관이 있는 것으로 알려져 있다. 그렇기 때문에 사람에 따라서는 가벼운 증상만을 일으키거나 거의 증상이 없이도 감염을 앓고 지나가는 경우도 있게 마련이다. 특히 노인들의 경우, 호흡기 감염의 증상이 가벼워서 간과되기 쉽다는 점을 주의해야 한다. 호흡기 분비물을 통한 인플루엔자 바이러스의 방출은 증상 시작 후 2~5일이면 소멸되기 시작하여 7~8일이면 거의 방출이 되지만, 어린이의 경우 이보다 훨씬 길어 7일 이상 지속되기도 한다. 가장 감염성이 높은 시기는 증상 시작 1일 전부터 증상 시작 후 1~2일째까지이다. 그렇기 때문에 대유행 시기에는 어떠한 노력을 해도 감염성이 있는 모든 사람들을 발견해서 완벽하게 격리하는 것이 불가능한 일이다.

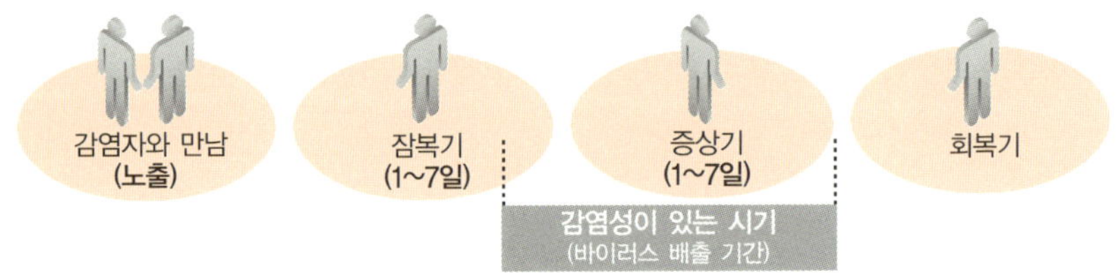

그림 | 신종인플루엔자의 바이러스 배출 기간과 증상 기간

어떻게 그리고 얼마나 빨리 확산되는가?

감염병이 전파되는 규모를 말해 주는 지표는 아래와 같이 R=βDc라는 공식으로 설명한다.

감염병이 전파되는 규모 : R = βDc

β : 감염성의 정도,   D : 감염원에 노출된 기간,   c : 접촉하는 사람들의 수

그림 | 감염병이 전파되는 규모를 추정하는 수학적인 공식

β는 감염성의 정도, D는 감염원에 노출된 기간, c는 접촉하는 사람들의 수이다. 신종인플루엔자 바이러스는 상대적으로 개개인의 바이러스 배출 시간은 짧은 편이라서 노출 기간인 D는 짧지만, 아직까지 사람들에게 친숙하지 않아서 감염성 β가 높고, 우리나라의 경우 사람들의 밀도가 높아서 c도 높다고 볼 수 있다. 가령 에이즈를 일으키는 HIV 바이러스의 경우는, 감염된 사람의 입장에서는 이 바이러스를 평생 동안 가지고 있기 때문에 배우자에게 감염될 수 있는 노출 기간인 D가 길지만, 감염성 β는 상대적으로 덜 높기 때문에 그나마 확산 정도가 적은 것이다. 인플루엔자는, 감염된 한 사람의 입장에서는 약 7일 남짓 감염성 바이러스를 배출하기 때문에 D가 짧지만 워낙 동시 다발적으로 많은 감염자들이 생기기 때문에 접촉의 수(c)가 폭발적으로 증가하는 상황이 되고 엄청난 대유행을 일으키게 된다. 그러나 실제로 얼마나 감염이 일어나는가는 인구의 규모와 사람들의 활동,

습관 등에 따라 결정되는 것이므로 예측이 어렵다. 다만 이제까지의 지식만으로도 한 가지 분명한 점은, 계절 독감보다는 더 큰 규모로 감염이 이루어지고 있다는 것이다.

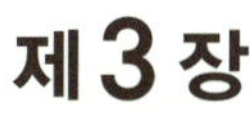

제3장

원인 바이러스의 입장에서
신종인플루엔자 대유행을 생각해 보기

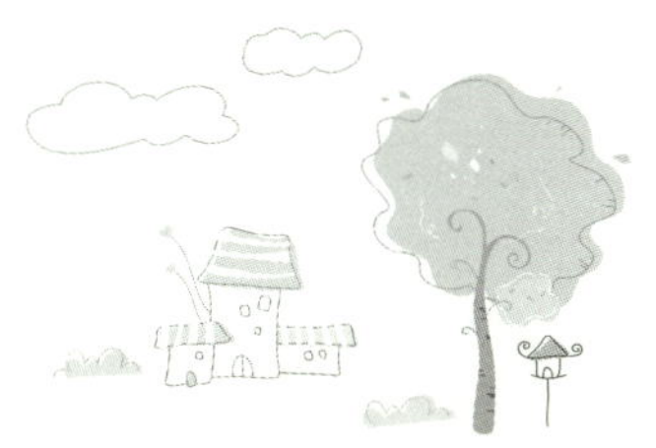

원인 바이러스의 입장에서 신종인플루엔자 대유행을 생각해 보기

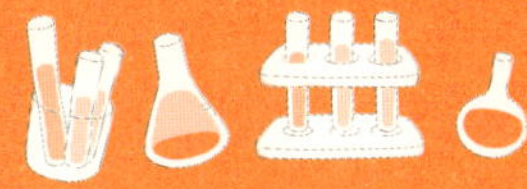

'나' (인플루엔자 바이러스)의 구조와 기능에 대한 공부

지금까지는 피해자인 우리 사람의 입장에서 모든 것을 생각했다. 그러나 이 지구에 함께 살고 있는 피조물인 바이러스의 입장에서 이해하면서 우리가 어떻게 이 바이러스와 평화롭게 공생(?)하고 또 큰 유행을 피해 갈 것인가를 고민해 보도록 하자. 바이러스의 입장에서도 지구에서 멸종되지 않고 사람들의 관심을 받으면서 지금까지 생존하는 것이 쉽지는 않았을 것이다. 지금부터는 인플루엔자 바이러스에게 펜을 넘기고자 한다.

광학 기술이 발달하면서 이미 19세기부터 세균의 존재에 대해서는 사람들이 알만큼 안다고 할 수준이 되었지만, 세균만도 못한 '나' 같은 인플루엔자 바이러스는 사람의 광학 현미경으로 관찰할 수 있는 존재가 아니었기 때문에 나는 한동안 사람들에게는 신의 영역 또는 신비의 영역이었다. 그러던 중 1933년 영국의 스미스(Smith), 앤드류스(Andrews), 레이드로(Laidlaw)가 처음으로 나를 발견하고 분리해 주었다. 그들은 나의 종을 인플루엔자 A 바이러스라고 명명하면서 진단 방법을 확립하였는데, 이때 처음으로 나에 대한 상당한 지식을 얻을 수 있었다. 그 후 1940년에 프란시스(Francis)와 마질(Magill)이 독립적으로 나의 사촌 종인 인플루엔자 B 바이러스를 분리하는 데 성공했으며, 1950년에 역시 프란시스가 또 다른 사촌인 인플루엔자 C 바이러스를 분리하는 데 성공하였다. 이런 선각자들의 노력으로 우리에 대한 많은 지식이 알려지게 된 것이다. 여기서 인플루엔자 A, B, C는 사람들이 우리를 발견한 순서대로 붙여 준 이름일 뿐이고, 사람들의 혈액형이나 사람들이 우리에 대해서 생각하는 학점(?)과는 무관함을 밝혀 둔다. 간혹 무지한 사람들 중에는 자기는 혈액형이 B형인데 어째서 인플루엔자 A에 감염이 되었느냐고 기분 나빠하는 분들이 있어서 이런 내용을 간단히 언급하는 것이다. 나중에 유전자에 대한 연구가 이뤄지면서 우리 3가지 종의 인플루엔자 A, B, C는 유전자상으로 서로 일치하는 정도가 30% 미만임에도 공통 조상에서 비롯된 같은 인플루엔자 속에 속한다는 것을 알게 되었다. 즉 서로 닮은 구석이 30%도 안 되는 우리가, 같은 할아버지의 손자들임은 틀림이 없는 것이다.

'나' 인플루엔자 바이러스는 흔히 이야기하는 인플루엔자('the flu' 독감)를 일으킨다. 내 족보를 소개하자면 나는 생물이며, 오소믹소바이러스

(Orthomyxovirus) 과(科)에 속하는 한 가닥의 나선형 RNA바이러스이다. 내가 전 세계 사람들에게 전쟁보다 참혹하게 많은 사상자를 초래하며, 주식을 폭락케 하고 사회·경제적 혼란을 초래하는 것이 나의 본성은 아니라고 말하고 싶다. 그 이유는 내가 8조각의 단순한 유전자에 불과하다는 사실 때문이다. 나는 사람들과 달리 지능적이지 못한 존재이다. 오소믹소바이러스에서 믹소(myxo-)라는 단어는 끈적끈적한 점액을 의미하는 그리스어에서 유래되었다. 역시 이 또한 나의 특성과는 무관한 표현이다. 나는 이런 점액과 같은 고급 단백질을 만들 수 있는 능력도 없는 비천한 바이러스이다. 겨울이 되면 공기가 건조해져 사람들이 자주 기침이 나고 목이 칼칼해져서 호흡을 쉽게 하기 위해 코, 입, 기관지, 폐 등의 호흡기 세포가 늘 점액으로 축축하게 젖어 있게 되는데, 나 같은 오소믹소바이러스는 이렇게 점액질로 덮인 축축한 호흡기에 주로 감염을 일으키기 때문에 이런 이름이 붙여졌다고 한다.

나는 직경 80~120nm(나노미터, 즉 10-9미터)의 둥글거나 일그러진 공 같은 모양으로 표면에 뾰족한 돌기를 가지고 있으며, 이것들은 숙주(사람) 세포의 겉 표면에 달라붙어 바이러스를 숙주로 침투시키는 일종의 포크 역할을 한다. 그 속에는 나의 전 재산이자 가장 소중한 8개 조각의 유전자(ss RNA)를 포함하고 있고, 지질로 된 외피(껍질)에 싸여 있다. 나의 표면에 있는 뾰족한 돌기는 당단백으로 이루어져 있는데, 구성 성분 가운데는 적혈구응집소(hemagglutinin, HA)와 뉴라미니다아제(neuraminidase, NA) 당단백질이 있으며, 이것이 구조의 미세한 차이에 따라서 동일한 인플루엔자 A 중에서도 아형(subtype)으로 분류되는 것도 있다.

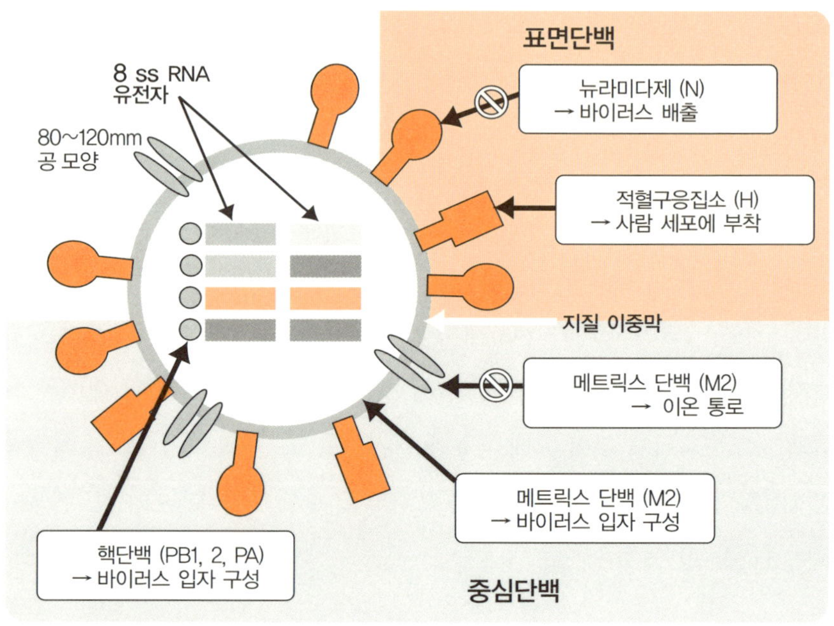

그림 | 인플루엔자 바이러스의 구조와 각 단백질의 역할
◯ 표시는 항바이러스 약물이 작용하는 부위이다.

　나 인플루엔자 바이러스가 가지고 있는 무기인 적혈구응집소(HA)는 내가 사람의 세포에 부착되는 역할을 하는데 현재까지 H1~H15까지 15가지로 알려져 있다. 또 다른 무기인 뉴라미니다아제(NA)는 내가 감염시킨 사람의 세포 속에서 증식시킨 나의 자손 바이러스들이 세포 밖으로 빠져나오기 위해 필요한 것으로, N1~N9의 9가지 아형이 있다. 나의 표면에 붙어 있는 이 두 가지 당단백은 나의 감염력을 결정하는 주요 인자의 역할을 하는 반면, 나의 내막 내에 있는 매트릭스 단백 M1, M2 단백은 이온 채널(통로)로서 나의 내부 안정화와 내가 만든 바이러스 단백들의 융합에 중요한 역할을 한다. 내부에 있는 복합체(RNP complex)는 나의 소중한 유전 물질인 RNA와 RNA를 둘러싸고 있는 핵단백질(NP), 3가지 중합 효소(PA, PB1, PB2)로 이루어져 있으며, 나의 유전자의 전사와 전이, 개체 복제의 주체가 된다. 또한 나의 구조단백 외 단백인 NS1와 NEP는 내가 감염시킨 사람의 세포에서 유도되는 인터페론 반응에 대한 길항 역할과 유전자 전사 과정을 조절하는 역할을 한다. 결과적으로, 나 인플루엔자 바이러스를 이루는 단백질들은 모두 내부의 8개 RNA 유전자 코드에 의해 결정되며, 유전자 자체가 분절화(조각이 나 있음)되어 있기 때문에 실제 사람의 세포(숙주)에 감염되는 과정에서 쉽게 유전자 재조합이 발생하게 된다.

사람들과 공존하며 지구상에서 RNA바이러스로 산다는 것은?

한 번 유행을 하면 병을 앓았던 사람들이 집단적인 면역을 갖게 됨에도 불구하고, 인플루엔자 바이러스가 매년 '성공적인 감염'을 다시 일으키는 이유는 인플루엔자가 항원 변이를 잘 일으킬 수 있는 RNA 바이러스이기 때문이다. DNA에 비해서 RNA는 돌연변이에 훨씬 더 효율이 높은 바이러스이다. 특히 항원 변이는 사람과 동물을 동시에 감염시킬 수 있는 인플루엔자 A에서만 나타나는 현상으로, 다른 종의 인플루엔자와 달리 인플루엔자 A는 동물에게 유행하는 다양한 항원성의 인플루엔자로 자연에 존재하기 때문에 잠재적으로 사람인플루엔자에게 돌연변이나 유전자 재조합을 일으키기에 적합하다.

인플루엔자 A, B, C의 3가지 종과 아형을 결정하는 15가지 H항원과 9가지 N항원 단백의 다양성

인플루엔자 바이러스는 단백항원에 따라서 A, B, C형(type)의 각기 다른 종으로 분류된다. 각각의 바이러스 종은 유전 물질, 구조, 감염을 시키는 동물(숙주), 역학[8]과 병이 나타나는 모습(임상)이 다르므로 인플루엔자 바이러스의 항원형을 아는 것이 중요하다. 이렇게 종이 결정되면 표면의 돌기를 구성하는 적혈구응집소(hemagglutinin, HA)와 뉴라미니다아제(neuraminidase, NA) 당단백질의 종류에 따라서 아형(subtype)이 정해진다. 인플루엔자 A 바이러스는 적혈구응집소(HA)는 15가지(H1~H15)가 알려져 있고, 뉴라미니다아제(NA)는 9가지(N1~N9)가 알려져 있어서 이들의 조합으로 여러 가지 아형이 발생하고 분류된다. 실제로 두 가지 조합에 의하면 135가지 아형이 존재할 수도 있는데, 실제로는 그보다 적게 존재하

---

8) 역학(疫學): 종합적인 관찰이나 대량의 데이터 처리로, 어떤 병의 전체를 파악하는 의학의 한 분야. 감염병이나 유행병에 관한 조사 · 연구 · 진단 · 예방 등을 다루는 의학.

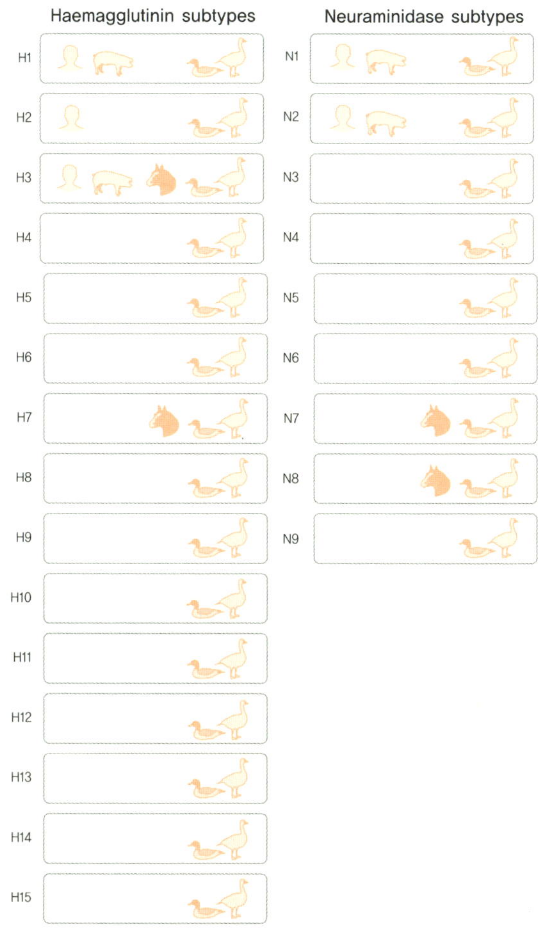

그림 | 표면항원(HA, NA)의 분류에 따른 인플루엔자 A 바이러스의 정상적인 숙주(Nicholson 등)[9]

표면항원의 종류(HxNx)에 따라 인플루엔자 바이러스는 사람, 돼지, 말, 가금(닭, 오리), 야생 조류(철새)의 특정한 종에만 선호도를 가지고 감염을 일으키는 것으로 알려져 있다. 이 그림에 따르면 사람에게 유행하는 표면항원의 형은 H1~3, N1~2임을 알 수 있다.

9) Nicholson KG, Wood JM, Zambon M. Influenza. Lancet 2003;362:1733~1745

는 것으로 알려져 있고 또한 사람과 동물에게 모두 존재하는 것이 그 정도 이며 사람인플루엔자 바이러스는 그중 H1~3, N1~2까지만 존재하기 때문에 그 다양성은 훨씬 덜하다. 이렇듯 다양한 종류의 아형과 함께 각각의 바이러스가 기원한 장소, 분리 번호, 분리 연도에 따라 인플루엔자 A 바이러스의 이름이 붙여지게 된다.

표 | 인플루엔자 A의 이름 붙이기 원칙과 그 적용의 예

종 (種)		아형 (亞形 type)		
중심단백 (핵단백, 매트릭스단백) 으로 결정	8가닥 ssRNA 유전자로 결정	표면항원 단백 (H1~15?N1~9)으로 결정 Hemagglutinin (HA), Neuramidase (NA)		
		/ 첫 분리된 지역 / 분리 주 번호 / 년도		
	유전자의 대변이	유전자의 소변이 (점돌연변이)		대변이
A	/ Human	/ California / 04 / 09		/ (H1N1)

A / Human / Moscow / 10 / 99 (H3N2) → 사람인플루엔자 A이고, (H3N2) 항원을 가지고 있으며, 1999년 모스크바에서 10번째로 분리된 바이러스 주

A / Avian / Hongkong / 156 / 97 (H5N1) → 조류인플루엔자 A이고, (H5N1) 항원을 가지고 있으며, 1997년 홍콩에서 156번째로 분리된 바이러스 주(홍콩 조류인플루엔자)

A / Human / New Caledonia / 01 / 07(H1N1) → 사람인플루엔자 A이고, (H1N1) 항원을 가지고 있으며, 2007년 뉴칼레도니아에서 1번째로 분리된 바이러스 주

A / Human / California / 04 / 09 (H1N1) → 사람인플루엔자 A이고, (H1N1) 항원을 가지고 있으며 2009년 캘리포니아에서 4번째로 분리된 바이러스 주(2009 신종인플루엔자)

* 종 간 장벽을 넘거나 표면항원이 바뀌는 것은 유전자의 대변이를 의미한다. 그 이하 적은 수준의 유전자 변이는 소변이라고 하고 지역, 분리 주 번호, 연도만 바뀔 따름이다.

인플루엔자 A형뿐 아니라 B형, C형도 비슷한 방법으로 이름 붙여지지만 적혈구응집소, 뉴라미니다제(HA, NA)의 다양한 아형 변화가 없기 때문에 아형 표기는 생략한다.

종 간 장벽 넘기: 자연으로부터 사람에게 새로운 바이러스가 찾아오는 방법

인플루엔자 바이러스는 각기 자신이 감염을 일으키는 동물의 종(種)에게만 예를 들면 새들에게 감염되는 인플루엔자는 새에게만, 사람인플루엔자는 사람에게만 감염을 일으키는 '종 특이성'이 있어서 비슷한 구조를 가지긴 하지만 서로 다른 동물에게는 감염을 쉽게 일으키지 않는 바이러스들이다. 그 예로 HA 가운데 H1, H2, H3과 NA 중 N1, N2만을 가진 인플루엔자 바이러스가 사람에게 병을 일으키게 된다. 이는 바이러스 겉에 붙어 있는 돌기의 종류가 서로 다르기 때문이다. 즉, 사람의 세포와 조류 등 다른 동물의 세포는 차이가 있고, 각 바이러스는 각각의 세포에 마치 열쇠와 열쇠 구멍처럼 꼭 맞는 돌기를 가지고 있기 때문에 서로 다른 세포에는 달라붙을 수가 없어서 서로의 영역을 침범하지 못한다. 이러한 장벽을 '종 간 장벽'이라고 하고, 이는 바이러스의 입장에서 감염시키는 동물 영역의 장벽을 넘을 수 없음을 의미하는 것이다. 그런데 최근 들어선 대담하게도 남의 구역을 넘보는 바이러스들이 생겨났다. 우리는 이들의 행동을 종 간 장벽을 넘는다는 말로 표현한다.

돌연변이의 귀재가 되다 - 대변이와 소변이가 나의 처절한 생존 방식

이전에는 사람에게 감염을 일으키지 않았던 고병원성 조류인플루엔자 바이러스A(H5N1)가 최근 종 간 장벽을 넘어 사람 감염을 일으키면서 새로운 인플루엔자 바이러스의 출현에 대한 우려가 세계적인 문제가 되었다. 어째서 갑자기 조류인플루엔자 바이러스가 사람에게 감염이 되는 것일까? 또한 어떻게 신종인플루엔자라는 새로운 바이러스가 만들어질 수 있었던 것일까?

	항원 대변이(antigenic shift)	항원 소변이(antigenic drift)
대상 바이러스	인플루엔자 A (사람과 동물을 동시에 감염시킬 수 있기 때문. 동물 인플루엔자로부터 유전자의 다양성을 받음)	인플루엔자 A, B 모두 가능
돌연변이의 정도	유전자의 큰 돌연변이 (사람의 면역 체계가 인식을 못할 정도로 완전히 새로운 모습〔항원〕)	유전자의 작은 변이 (하나의 점돌연변이)
나타나는 주기	수십 년을 주기로 나타난다.	매년 나타난다.
아형 변이	새로운 아형이 출현	같은 아형 내에서 변이
각각의 대표적인 예	대유행 인플루엔자 (HxNx변경) 1957년 H1N1 → H2N2 재조합 1968년 H2N2 → H3N2 재조합 1977년 H3N2 → H1N1 재출현 　(1918년 것의 재출현) 2009년 H1N1 → H1N1 재조합 　(기존의 H1N1과 다름)	계절인플루엔자 HxNx는 바뀌지 않음 발견된 지역과 년도만 다름

인플루엔자 바이러스는 유전자의 크고(대변이) 작은(소변이) 돌연변이의 결과로 항원 변이를 일으켜 매년 다양한 규모의 새로운 유행을 일으키게 된다. 만일 변이를 일으키지 않는다면 이미 작년에 유행하였던 인플루엔자에 대해서 면역이 있는 대부분의 사람들에게 새로운 유행을 일으킬 수 없기 때문이다. 항원 변이는 적혈구응집소 또는 뉴라미니다제의 변화로 새로운 HA, NA로 바뀌는(예, H1N1->H2N2) 항원 '대변이'(antigenic shift)와 한 가지 아형 내에서 점돌연변이가 발생하여 약간의 항원 변이가 발생하는 항원 '소변이'(antigenic drift)가 있다. 항원 소변이는 인플루엔자 A, B에서 거의 매년 발생하여 계절인플루엔자 유행이 발생하게 된다. 인플루엔자 예방접종을 이미 받았어도 새로 받아야 하는 이유가 바로 소변이 탓이다. 소변이는 같은 표면 항원 HA, NA 내에서 발생하기 때문에 분리되었던 지역과 분리되었던 연도, 그해의 분리 번호로 표시한다. 한편 항원 대변이가 일어나는 때는 언제일까? 이는 인플루엔자 A 바이러스만의 고유한 특성이고, 그로 인해 새로운 아형이 출현하게 되어 결국 전 세계적인 대유행을 발생시킴으로 막대한 피해를 일으킨다. 예를 들면 H3이 H2로, N1이 N2로 새롭게 바뀌는 것으로, 1918년 스페인 인플루엔자 대유행과 1968년 홍콩 인플루엔자가 그 예이다. 1977년 러시아 인플루엔자 이후 약 30년간 대유행이 없었으나, 지금까지는 사람 유행이 없었던 조류인플루엔자 A(H5N1)의 사람 감염이 2003년에 처음 발생하였다. 그러나 다행히도 아직까지 그 바이러스는 사람 간에 전파를 일으킬 수 있을 만큼의 적응성을 갖추지 못해서 사람인플루엔자로 편입되지는 못하였다.

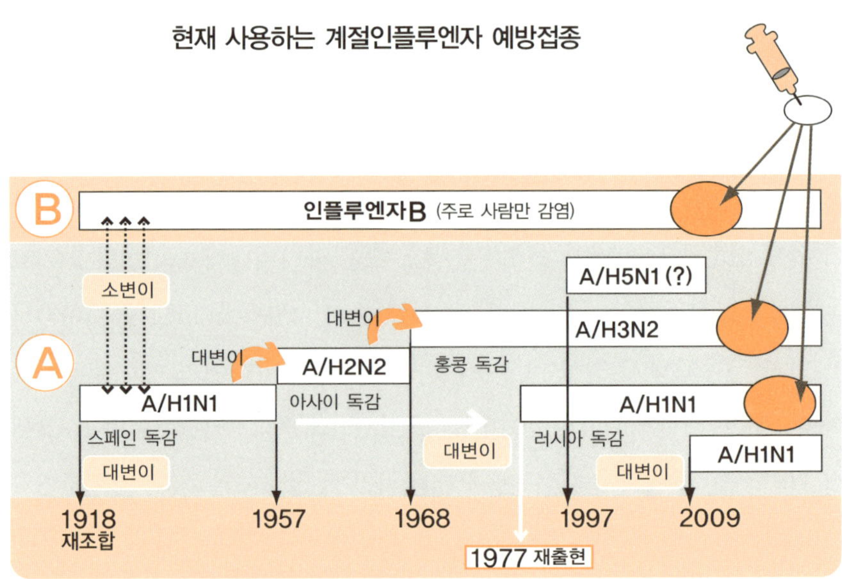

그림 | 20∼21세기 사람인플루엔자 대유행의 역사

1997년 조류인플루엔자는 아직 확실하게 사람인플루엔자 대유행으로 편입되지 못하였고, 2009년 H1N1 인플루엔자(신종인플루엔자)는 같은 H1N1이지만 유전자적으로는 대변이에 해당한다. 20세기 최초의 대유행 바이러스였던 1918년 H1N1도 당시엔 대변이 바이러스 주에 해당하였다. 주사기가 가리키는 세 가지 아형은 보통, 계절인플루엔자 예방접종이 겨냥하는 아형이다. 즉, 계절인플루엔자 예방접종은 3가지 아형의 '종합 선물 세트'에 해당하는 다가백신이다.

H5N1이 잠재적으로 조류에서 사람으로 종 간 장벽을 넘어오는 기전에 대해서는 다음과 같이 설명한다. 사람과 야생 조류나 가금류와 모두 가까이 지내는 돼지가 동시에 사람인플루엔자와 조류인플루엔자에 감염이 될 경우, 그 안에서 '혼합 용기(mixing vessel)' 역할을 하여 조류인플루엔자의 HA를 획득한 새로운 사람인플루엔자 바이러스를 유전자 재조합(genetic reassortment) 방식으로 만들어 내기 때문에 사람 간에 잘 전파될

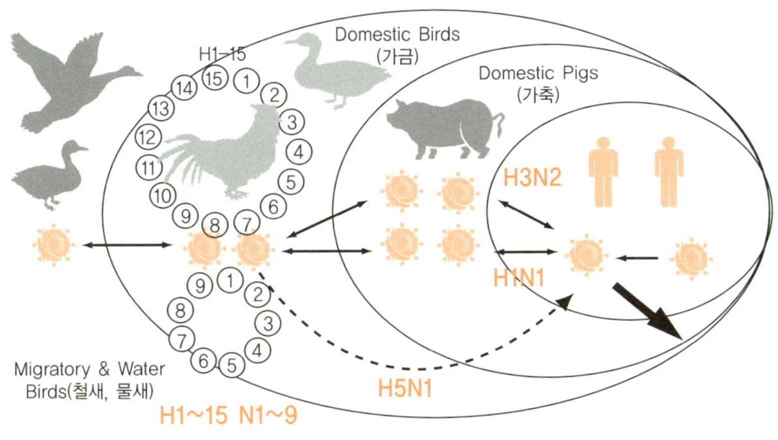

그림 | 조류에서 돼지를 거쳐 사람으로 종 간 장벽을 넘어오는 인플루엔자 A 바이러스

수 있는 고병원성 바이러스가 도래할 수 있다. 이러한 현상을 쉽게 얘기하면, 닭은 조류인플루엔자에만 걸리고 사람은 사람인플루엔자에만 걸리지만, 돼지는 특이하게도 두 종류의 바이러스 모두를 받아들일 수 있는 수용체가 있기 때문에 조류인플루엔자와 사람인플루엔자 둘 다 동시에 감염될 수 있다는 뜻이다. 1918년이나 2009년 대유행을 일으킨 신종인플루엔자도 이러한 과정으로 탄생했을 것으로 추정한다. 2009년 신종인플루엔자는 H1N1이지만, 기존의 1918년 1977년 H1N1과는 유전자의 내용이 많이 다르기 때문에 소변이가 아니라 대변이라고 하는 것이다. 제1장에서 이미 설명하는 바와 같이 마치 겉모습은 중고 PC이지만, 속에 있는 중앙처리장치와 같은 부품을 새것으로 교체하면 신종 PC가 되는 것과 마찬가지라고 설명할 수 있다.

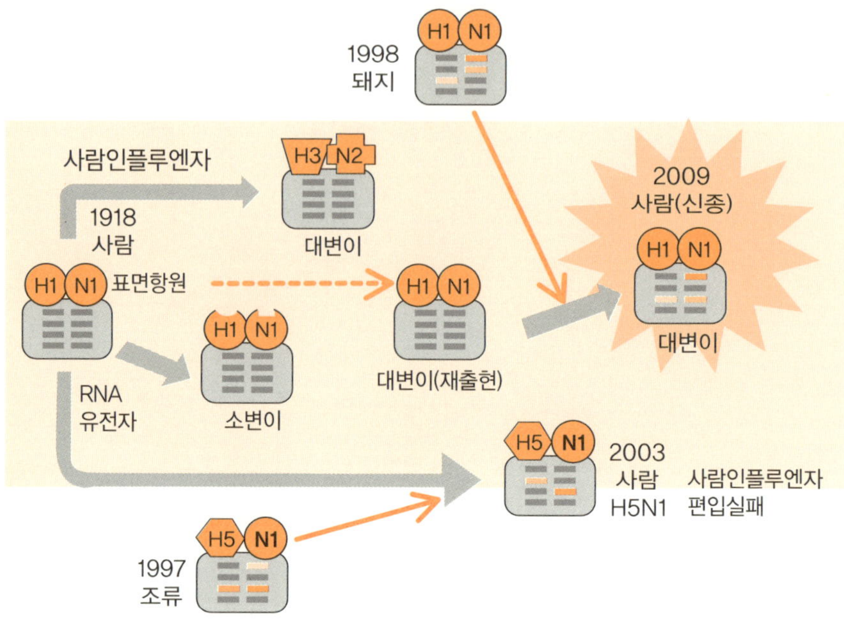

그림 | **신종인플루엔자의 탄생**

최초의 1918년 H1N1 인플루엔자로부터 다양한 대변이와 소변이의 결과로 사람인플루엔자가 다양하게 출현하였다. 1997년 조류인플루엔자 A(H5N1)가 2003년 사람 감염을 일으켜서 사람인플루엔자로 편입될 것을 우려했으나, 아직까지는 효율적인 사람 감염을 일으키지는 못했다. 그러는 와중에 새로 출현한 것이 바로 2009년 신종 사람인플루엔자이다.

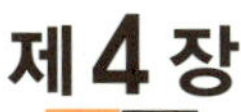

보통 사람도 구분할 수 있는 "신종플루"의 특징은 무엇일까?

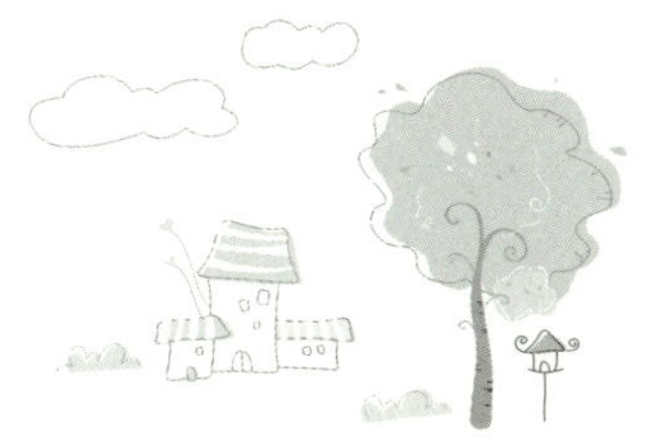

보통 사람도 구분할 수 있는 "신종플루"의 특징은 무엇일까?

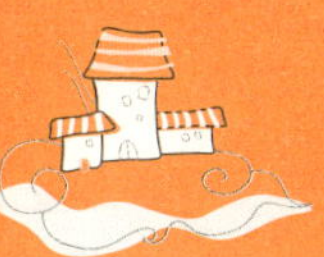

인플루엔자는 그냥 감기와 어떻게 다른가?

인플루엔자(독감)는 보통 감기와는 확실히 다르다. 물론 전형적인 경우만 그렇고 그렇지 않은 50%의 경우를 자세하게 구분하는 데는 노련한 전문가도 그렇게 하기 어렵기 때문에 결국 비용이 많이 드는 확진 검사(PCR법)가 불가피한 것이 현실이다. 인플루엔자 또는 독감이 감기보다는 '더 독한 감기'라는 표현이 적절한 용어이기는 하지만, 결국 감기를 일으키는 바이러스와는 원인이 다르다는 것이 가장 중요한 차이라 할 수 있다. 즉 감기는 리노바이러스를 포함한 다양한 호흡기 바이러스들이 일으키는 하나의 질환군인 반면에, 인플루엔자는 인플루엔자 바이러스가 일으키는 특색 있는(요샛말로 엣지[edge] 있는) 병이다. 그러므로 감기는 좀 더 정확하게는 '감기들'이란 말이 더 적절하다. 다음에 나오는 표는 인플루엔자를 강의하는 우리나라 거의 모든 교수들의 강의록에 등장하는 유명한 표인데(따라서 어떤 분에게 양해를 구해야 할지 모를 정도이다. 이쯤 되면 저작권이 풀린 표에 해당하지 않을까?) 감기와 인플루엔자를 구별할 수 있는 매우 적절한 내용이 들어 있다. 그러나 거듭 강조하지만, 여기에 묘사된 인플루엔자는 매우 전형적인 경우에만 해당된다. 잠복기는 보통 2일(1-5일)이며, 감염성은 증상 시작 1-2일 전부터 시작하여 4-5일 사이에 가장 높다.

표 | 인플루엔자와 감기를 임상 증상으로 구별하기

	인플루엔자	감기(들)
발생	급격	서서히
발열	흔하고 37.7-40℃	흔하지 않고 0.5℃ 상승
근육통	흔하고 심함	흔하지 않음
관절통	흔하고 심함	흔하지 않음
식욕 부진	흔함	흔하지 않음
두통	흔하고 심함	흔하지 않고 가볍다
기침	흔하고 심함	가볍거나 중간 정도
무력감	심함	가볍다
피로감	심하고 2-3주까지 지속	가볍고 짧은 기간
코 막힘	때때로	흔함
재채기	때때로	흔함
목 아픔	때때로	흔함

이 표에 나온 이야기를 한마디로 요약하자면, 일반 감기는 일상생활을 그런대로 할 수 있는데 반해, 인플루엔자는 자기가 평소 하던 일을 할 수

 제4장 보통 사람도 구분할 수 있는 "신종플루"의 특징은 무엇일까?

없을 정도로 심하게 열이 나고 아픈 것이 뚜렷한 특징이다. 예를 들어 의사인 경우, 앉아서 환자와 상담을 하고 진찰을 하고 처방을 하는 것 자체가 불가능할 정도로 온몸이 두들겨 맞은 것 같은 몸살(근육통)이 있다. 어린이의 경우 큰 아이일수록 고열, 오한, 두통, 병감, 근육통, 기침, 목 아픔, 코 막힘(nasal congestion), 기침 등의 호흡기 증상이 전형적으로 나타나지만, 나이가 어릴수록 상기도 감염, 후두 기관지염, 기관지염, 모세 기관지염, 폐렴, 일시적인 반점, 구진성 발진이 나타나고 신생아에게는 패혈증이 나타나기도 한다. 인플루엔자 B는 경과 중 급성 근육염(특히 장딴지와 가자미근을 침범)이 나타나기도 한다. 이번의 신종인플루엔자는 인플루엔자 A임에도 심한 근육통과 근육 염, 횡문근 융해 등이 산발적으로 발생하였다는 보고를 국내 학술 대회에서 들을 수 있었다.

'감기'라고 통칭되는 바이러스 호흡기 감염의 실체

바이러스를 연구하는 사람의 입장에서는 이른바 '감기'로 통칭되기도 하는 바이러스 호흡기 질환이, 사람들이 병원을 찾는 전체 급성 질병의 절반 혹은 그 이상을 차지하고 있다는 사실에 상당한 부담을 느낀다. 그러나 대부분 그 원인 바이러스가 헤아릴 수 없을 만큼 다양함에도(앞의 글에서도 '감기들'이란 표현을 썼다) 구체적인 원인에 따른(특이적) 치료가 필요치 않고 의사의 도움 없이도 저절로 좋아질 수 있다는 것 때문에 큰 부담도 없고 오랫동안 그 중요성도 간과되어 왔었다. ‘감기는 약을 안 먹으면 7일 먹어도 1주일 앓는다’는 우스갯말이 있지 않던가? 사실 우리가 아는 감기약이란, 바이러스를 죽이는 약이 아니라 콧물과 열과 기침을 멎게 하는 약일 뿐이고, 그만큼 바이러스 감염의 구체적인 원인에 따른(특이적) 치료란 의사들에게도 매우 생소한 개념이다.

반면, 세균 감염이라면 의사는 매우 신경을 곤두세우고 원인을 찾으려고 반복적인 검사를 환자에게 권하고 설득하면서 원인에 맞게 치료하고자 노력을 기울인다. 원인 모를 세균 감염을 치료한다는 것은 지피지기 백전백승의 원칙에도 맞지 않지만, 자칫 환자 생명에 위험이 발생할 수 있기 때문에 최대한 원인 세균이 의사의 촉수 가시권 안에 들어오게끔 한다. 원인 세균을 직접적으로 찾지 못한 경우에는 궁여지책으로 여러 가지 가설을 세워서 환자가 가지고 있는 위험 인자에 따라서 원인 세균을 가정해서 ‘추대’한 후 그것을 대상으로 집중 공격을 퍼붓는 치료를 시작한다.

인플루엔자는 여느 바이러스 감염과 달리 고령층일수록 사망을 초래할 수 있고, 경우에 따라서는 마치 세균 감염을 치료하듯 구체적인 원인에 따른 항바이러스 치료도 추천될 수 있는 바이러스 병이라는 독특한 특징이 있다. 최근에는 사스(SARS)를 일으키는 사스코로나바이러스(SARS corona virus)와 고병원성 조류인플루엔자처럼 과거에 경험하지 못했던 새로운 호흡기 바이러스들도 기후나 환경 변화의 틈새를 타고 찾아오기도 해서 바이러스 연구가들의 할 일이 많아지고 있다.

　바이러스 호흡기 감염은 사회 활동을 하는 어른들의 직장 결근이나 조퇴 원인의 60~80%를 차지하는데 그중 상당수는 인플루엔자일 것으로 추정된다. 따라서 이 병이 통제되지 않으면 사회의 생산성에는 막대한 차질이 빚어지게 된다. 어른의 바이러스 호흡기 감염은 여성이 남성보다 많으며 겨울철에 특히 그러한 것으로 나타났다. 심지어 일부 연구가는 전 인구의 30%가 겨울에 어떤 종류의 바이러스이든지 한 가지 이상의 급성 바이러스 호흡기 감염에 걸린다고 보고하였다. 사람이 호흡기 바이러스에 감염되면 아무런 증상이 없는 단순 보균자로부터 심각한 폐렴 합병증으로 이어지는 치명적인 감염까지 다양한 경과가 있을 수 있다. 이 병이 근절되지 않고 지속적으로 유행하는 이유는, 가볍게 앓으면서 자신이 감염된 것을 알지 못하는 사람들도 감염을 전파하는 데 기여하기 때문이다.

　통상, 어린이들은 태어난 후로 마치 앞으로 살아가기 위해 필요한 면역력을 훈련하기라도 하듯, 어른들에 비해 수많은 호흡기 또는 수인성 바이러스들에 감염을 경험하면서 자라게 된다. 특히 어린이 가운데 6세 미만의 영·유아는 호흡기 바이러스 감염이 전체 인구의 평균에 비해 2배 이상 많다. 인플루엔자뿐 아니라 호흡기세포융합바이러스(respiratory syncytial virus), 아데노바이러스(adenovirus) 등 몇 가지 알려진 혹독한 바이러스가 호흡기 질환으로 인한 어린이 사망의 20%를 차지하고 있다. 인플루엔자의 대유행기 동안에도 사망자는 고령이나 만성질환자와 영·유아 쪽에서 발생하지만, 주된 감염의 전파 경로는 학동기 이후의 어린이들을 통해서 이루어지는 특성이 있다. 이 점은 이번 신종인플루엔자뿐 아니라 과거 1918년의 대유행 때에도 마찬가지였다.

신종인플루엔자(신종플루)는 계절인플루엔자(계절 독감)와 어떻게 다른가?

1장에서 무엇이 '신종'인가에 대해서 충분히 설명하였다. 그러면 일반적으로 의학 전공자가 아닌 사람이 알아볼 수 있는 신종인플루엔자와 계절인플루엔자의 차이는 무엇일까? 결론부터 얘기하면, 전혀 차이가 없다. 똑같이 의사들에게 보이는 이 병은 인플루엔자 감염일 뿐이다. 계절인플루엔자이든, 신종인플루엔자이든 차이가 나질 않는다. 비유를 들자면 토종 쌀과 수입 쌀의 차이 정도라고 할까. 둘 다 물을 넣고 밥솥에 넣으면 밥이 되는 공통점이 있다. 그러나 예민한 미각을 가지고 먹어 보면 맛이 다르고 사람들의 기호에 따라 선호도도 다를 수 있는 것이다.

다만 신종인플루엔자가 새롭게 큰 변이를 일으켜서 최초로 사람에게 찾아온 유행 바이러스인 만큼, 2장에서 언급한 바와 같이 이 병의 피해자가 되는 사람들의 특성이 계절인플루엔자와 다르고 합병증을 일으키는 빈도가 조금 다를 것이라고 추정한다. 아직까지 계절인플루엔자보다 눈에 띌 정도의 통계적으로 더 위험하다는 근거는 부족하지만, 빠르게 확산되어 대규모로 환자가 발생하면서 비교적 건강한 사람들에게도 심각한 합병증이 보고되고 있다. 워낙 환자들의 발생 수가 많기 때문에 그 가운데 적은 수에서 발생하는 사망이나 치명적인 합병증도 빈도가 높은 것처럼 체감하지만, 실제로 이 병이 계절인플루엔자보다 월등하게 합병증이 생기는 사례가 많은지는 이번 유행이 마무리되면서 지역별로 나이까지 보정해서 과거의 계절인플루엔자와 비교해 봐야 정확하게 알 수 있다. 현재까지 임상 의사들이 막연히 느끼는 것은, 이 병이 결코 계절인플루엔자보다 뚜렷하게 사망률이 높은 병은 아니라는 것이다. 그러나 그럼에도 비교적 과거와 같으면 합병증이 발생하지 않았을 젊은 사람들에게도 폐렴과 같은 합병증이 심심찮게 발생되기 때문에 긴장감을 가지고 환자를 봐야 한다는 것 정도이다. 신종인플루엔자가 과연 계절인플루엔자보다 더 위험한지에 대해서는 6장에서 더 자세히 언급하기로 한다.

이 시기에 우리나라에서 구별해야 하는 유사 질병들 솎아 내기

최근 몇 년 사이 젊은 성인들 사이에 급성 A형 간염이 우리나라에 급격하게 증가하여 퍼지기 시작했을 때, 감염병을 진료하는 의사들 사이에는 열이 나는 사람들을 진료할 때 단순 감기나 인플루엔자를 생각하지 않고 반드시 급성 간염 여부를 조사해야 한다는 것이 하나의 불문율이 되었다. 목이 좀 아프고 열이 나고 무력감을 느끼면서 소변 색이 짙어지는 것과 같은 증상이 있는 경우이다.

　우리나라의 일차 진료를 맡은 의사들이라면 이 정도의 병력으로 찾아오는 환자에게 감기약인 타이레놀과 기침약 정도를 처방하고 귀가토록 한 후, 2일 정도 후에야 환자의 얼굴이 누렇게 변해 황달이 온 걸 보고서 뒤통수 맞듯이 A형 간염을 진단했던 경험이 있을 것이다. 그러나 2007년 이후 본격적으로 이 병의 빈도가 증가하면서 어떤 의사든지 급성 간염을 진단하는 것은 과거에 비해 익숙해졌다. 그리고 2009년 신종인플루엔자 때문에 대한민국의 의료 수준이 또 한 번 올라가는 기적도 보여 주고 있다. 일반 1차 진료 현장에서도 신속 진단 검사가 보급되고 심지어는 확진 검사까지 시행하고 있다. 대학병원 급은 통상 거의 하루가 다 걸리기 때문에 일주일에 한 번 정도 모아서 검사를 했던 인플루엔자 PCR법 확진 검사를 매일, 심지어는 하루에 2~3번씩 시행하고 있다. 그리고 의사라면 누구나 과거에 비해 쉽게 인플루엔자를 진단할 수 있는 혜안도 가지게 되었다.

　그렇기 때문에 자연히 빈도가 덜한 비슷한 증상을 나타내는 병들이 의사들의 관심의 뒷전에 머물러 있기 때문에 진단이 늦어지는 문제가 발생하고 있다. 그러나 이러한 현상을 의료진의 과실이라고 할 수는 없다. 왜냐하면 어떤 막강한 감염병이 지역 사회를 강타하고 있을 때, 모든 의료진이 그

병을 방역하는 데 우선순위를 두는 것이 당연하기 때문에 이보다 시급성이 덜한 병들을 쉽게 진단하지 못하는 문제는 자연스럽게 발생할 수밖에 없기 때문이다. 의료진은 더 노력해서 간과하지 않도록 해야 할 것이므로 이에 관해 소개하고자 한다. 우리나라에는 현재 다음과 같은 열성 질환이 신종인플루엔자와 함께 유행하기 때문에 각별히 주의해야 한다. 열거하는 질병들은 시기가 시기니만큼 대부분 입원을 할 때 신종인플루엔자 의심 격리를 받고 입원해서 치료하다가 원인을 알게 된 감염병들이다.

☀ 세균성(사슬알균) 목감기

그 자체가 심각한 병은 아니다. 일종의 감기이지만 세균성이고, 이후 세균성합병증(편도농양 등)이나 혹은 류마티스열, 사슬알균 감염 후 토리콩팥염(사구체신염)과 같은 심각한 합병증이 드물게 생길 수 있는 병이다. 어른들보다는 아이들이 더 많고, 이 또한 유행 철이 있어서 환자들이 집단적으로 찾아오는 편이다. 환자들의 전형적인 증상은 일반 바이러스성 감기와 달리 주로 목이 아프고 열이 나는 것이 특징이며, 인플루엔자와의 차이점은 인플루엔자만큼 심각한 전신 증상은 없는 편이라는 점이다. 그러나 실제로는 인플루엔자와 동시에 감염도 있을 수 있기 때문에 이것을 의심한다고 해서 신종인플루엔자의 가능성을 배제하거나 반대로 신종인플루엔자 진단을 굳힌다고 세균성 목감기의 가능성을 배제할 수도 없는 노릇이다.

☀ 급성 A형 간염

급성 A형 간염은 역시 바이러스성 질환이지만, 증상기에 바이러스를 대변으로 배출하는 사람을 통해 전파되는 감염이므로 주로 음식물을 통해 면역력이 없는 사람들에게 감염이 이루어진다. 열이 나는 사람들 가운데 한참 전에 설사를 한 사람들이 간혹 의심 환자로 분류된다. 우리나라 수도권과 대도시를 중심으로 이미 신종인플루엔자보다 먼저 큰 규모의 유행이 있었기에 오히려 의사들에게는 익숙한 병이다. 또한 신종인플루엔자 대유행으로 인해서 사람들이 손 씻기와 개인위생이 개선되었기에 이 병의 규모가 줄고 있다는 보고도 있다. 그러나 특히 수도권 지역에는 여전히 산발적인 규모 이상의 환자들이 발생하고 있다. 달라진 것이 있다면, 일단 신종인플루엔자로 의심이 되면 격리 입원시킨 후에 몇 시간 만에 간 기능 검사 결과를 보고 허겁지겁 급성 A형 간염으로 바꾸어 진단한다는 것이다. 또 신종인플루엔자도 처음 전신 증상이 나타날 때 설사를 하는 공통점이 있어서 잘 구별되지 않을 수도 있다.

☀ 쯔쯔가무시병, 출혈열 콩팥증후군

가을철만 되면 우리나라는 쯔쯔가무시병, 출혈열 콩팥증후군, 렙토스피라증의 토착 지역이 된다. 따라서 원인을 알 수 없는 열이 나는 사람들도 한두 번쯤은 검사를 해 보게 되는 병들이다. 그중에 올해는 유달리도 쯔쯔가무시병이 예년보다는 적었던 것으로 기억하지만, 신종인플루엔자로 의심하여 입원하였다가 마스크를 벗기고 퇴원시켰던 환자들이 상당히 많았

 제4장 보통 사람도 구분할 수 있는 "신종플루"의 특징은 무엇일까?

다. *쯔쯔가무시병* 환자들은 예외 없이 늦여름과 초가을에 야외 활동을 하고 며칠 후 열이 나서 병원을 찾게 된다. 병을 매개하는 진드기 유충에게 물린 자리에 검은 반점이 발견되기도 하지만, 없는 경우도 많고 주로 목의 림프샘이 여러 개 부어서 만져지는 경우가 있으며 가슴이나 얼굴 등 상반신에 얼룩덜룩한 작은 홍색 반점들이 있는 경우가 많다. 출혈열 콩팥증후군은 과거 유행성 출혈열 또는 한국형 출혈열이라고 하였던 바이러스 감염이고, 가장 전형적인 경우는 심각한 콩팥 손상과 출혈 질환으로 중환자 치료와 혈액 투석을 받게 된다. 그러나 증상이 매우 가볍게 지나가는 경우들도 많아서 의심을 가지고 직접 검사를 하지 않으면 진단할 수가 없다. 이번 신종인플루엔자 유행 기간 동안에도 한 명의 신종인플루엔자 의심 환자가 이 병으로 최종 진단을 받았다.

☀ 폐결핵

현재 우리나라는 더 이상 폐결핵 유행 국가라는 오명이 따라다니지 않는다. 발생 빈도만으로는 중증도 유행 국가 정도의 위치로 승격되었기 때문이다. 전 세계적으로 결핵은 산업 혁명 이후 도시화되면서 주로 가난한 후진 공업 국가에서 유행하던 경향은 많이 감소했지만, 에이즈가 창궐하는 지역에서는 또다시 확산되어 가고 있다. 그러나 우리나라는 에이즈가 상대적으로 덜 발생하는 국가인데도 젊은 층이나 노인들 사이에서 산발적으로 결핵이 유행하고 있다. 물론 그 정도는 과거와는 비교할 수 없는 드문 수준이다. 20~30년 전만 해도 전형적인 결핵 증상이 있는 사람은 흉부 방사선

사진 한 장만으로 결핵을 진단하고 치료하는 것이 타당했지만 지금은 폐 사진이 정상이 아닌 사람은 다른 병부터 먼저 검사한 후에야 결핵을 진단하게 된다. 결핵균이 가래(객담) 펴바름 검사(도말 검사)에서 나오거나 결핵 유전자 검사(PCR법)로 결핵균이 증명된 경우에 한해 결핵을 진단하게 되므로 과거에 비해서 시간도 많이 걸리고 노력도 비용도 많이 든다. 예외 없이 이번 신종인플루엔자 대란을 통해, 나는 입원 환자 중 몇 명에게서 최종적으로 신종인플루엔자가 배제되고 결핵이 진단되는 것을 경험하였다. 그 중 한 명은 60대 여성이었는데, 목이 아파서 이비인후과에 입원하였다가 갑자기 고열이 나자 신종인플루엔자 검사를 하면서 격리하고 감염내과로 전과되었다. 그러나 신종인플루엔자 확진 검사가 음성이라서 일단 격리를 해제하고 다시 일반 병동으로 환자를 옮기게 했다. 그런데 폐 사진에서 관찰되는 이상 소견이 좀 더 심각해 지는 가운데 결핵균이 펴바름 검사(도말 검사)에서 관찰되어 다시 결핵 격리 병실로 환자를 옮겨야 했다. 의료진으로서는 정말 드라마처럼 긴박하게 환자의 병명을 하루에도 몇 번씩 바꿔가면서 탁월하고 신속하게 진단하여 치료한 이야기가 거의 의사들 간에 영웅담에 가깝다고 자부하고 있었는데, 반대로 환자의 가족들이 느끼는 고통은 전혀 예상 밖이었다. 가족들은 연세도 많고 체력도 약해진 어른을 가지고 병실을 몇 번이나 옮기라고 하는 통에 의사에 대한 신뢰를 잃고 화가 났었던 것이다. 의사가 실력이 없어서 우왕좌왕했다는 오해를 남길 수밖에 없는 상황이었다. 이 경험을 통해 우리가 열심히 진료를 하더라도 환자가 어떤 고통을 느끼는지에 대해서는 예민한 감각을 가지고 돌아볼 수 있었어야 하는데 하면서 나름대로의 반성도 해 보게 되었다. 그런데 어째서 우리나라에는 아직도 폐결핵이 따라다니는 것일까? 일단 결핵도 미생물이니만큼 그 원인은 결핵균만 알고 있을 것이다. 그러나 물어볼 수도 없는 노릇이니 추정을 하자면, 과거 결핵이 확산되던 시절에 어린 시절을 보낸 사람들 가운데는(현재 기성세대 전부라고 할 수 있다) 상당수 활동성 감염을 앓았던 부모로부터 조용히 지나간 초기 결핵을 앓은 사람들이 있다. 이들은 건강한 성인이 되었을 때 사진에서는 결핵의 흔적조차 남아 있지 않고 본인도 결핵을 앓은 기억이 없지만 잠복 상태의 감염을 가지고 있는 경우가 간혹 드물게 있다. 이들의 면역 상태에 따라서 결핵은 조건이 성립되면 재활성화 감염이 되는 것이다. 그리고 아직도 적게나마 활동성 결핵 감염이 있는 사람이 지역 사회에 남아 있는 한, 지역과 나이군에 따라서 유행처럼 결핵이 발생하는 현상은 현재와 같은 OECD국가 수준의 사회 경제 상황에서도 상당히 지속될 가능성이 높다.

☀ 말라리아

1993년 이후 우리나라 남한 지역에 다시 찾아온 감염 형태로 소개되었던 말라리아는 현재 그 발생이 많이 감소하기는 하였지만, 유행 지역이 경인 지역과 강화 지역으로 여전히 확대되고 남하하면서 산발적으로 발생하고 있다. 군인에 국한되어 발생하던 초기에 비해서 그 발생 빈도는 줄었지만, 더 다양한 사람들에게 감염이 발생하는 것으로 체감하고 있다. 이번 신종인플루엔자 유행 기간 동안도 입원하여 신종인플루엔자 확진 검사가 음성이 되고 혈액 펴바름 검사에서 말라리아를 확진하여 전혀 다른 진단으로 퇴원하였던 환자가 두 명이 있었다.

전형적인 증상이 없거나 증상이 아예 없어도 감염되었다고 볼 수 있을까?

이미 2장에서 기술한 바와 같이, 신종인플루엔자의 감염은 전형적인 감염만 일으키는 것이 아니라 감염된 사람(숙주)의 면역 상태나 동반 질환 여부에 따라 더 가벼운 증상이나 더 심각한 감염 합병증을 경험할 수 있다. 또한 신종인플루엔자의 감염력을 결정하는 것은 감염된 사람의 증상의 심한 정도가 아니다. 그러므로 증상이 가벼워서 단순 감기와 구분이 되지 않거나 심지어는 전혀 증상이 없는 시기에도 감염자의 호흡기에서는 감염성이 있는 바이러스의 입자가 침방울을 통해 배출된다.

그렇다면 어째서 증상이 전형적으로 나타나는 일반적인 경우에 한해서만 진단을 하고 활동 자제나 격리를 권하는 것일까? ‘그러한 조치가 불충분하지 않은가?’ 라는 의문을 가질 수도 있다. 답변부터 하자면, 인플루엔자든 어떤 감염병이든 완벽한 방역은 불가능하다는 것이다. 완벽한 방역을 위해서 자신이 감염된 상태인지를 모르는 사람들까지 정밀 검사를 하여 가려낸다든지, 그 검사 기간 동안 모두 강제로 활동을 제한시킨다는 것은 불가능하기도 하거니와 그 자체가 이미 사회 기능 마비와 전쟁을 방불케 하는 대혼란이 아닐 수 없다. 결국 감염병 방역도 그 자체가 사회의 혼란을 줄이기 위한 것인데, 과도한 정책이 오히려 더 큰 혼란을 초래할 수 있는 것이다. 학교나 공공시설에서 체온을 재고서 사람들을 출입시키는 것도 결국은 전형적인 증상자만 가릴 뿐 잠재적인 감염 전파자를 모두 격리시키는 데는 역부족이다. 다만, 전형적인 감염자만이라도 활동을 제한시킴으로써 이 유행을 통제하는 데 부분적으로 기여할 수 있을 것이다.

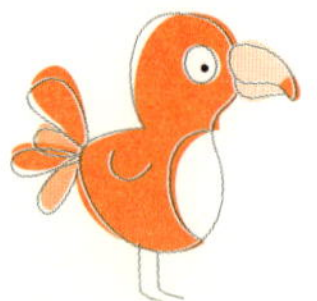

의사들은 어떻게
신종인플루엔자를 알 수 있나?

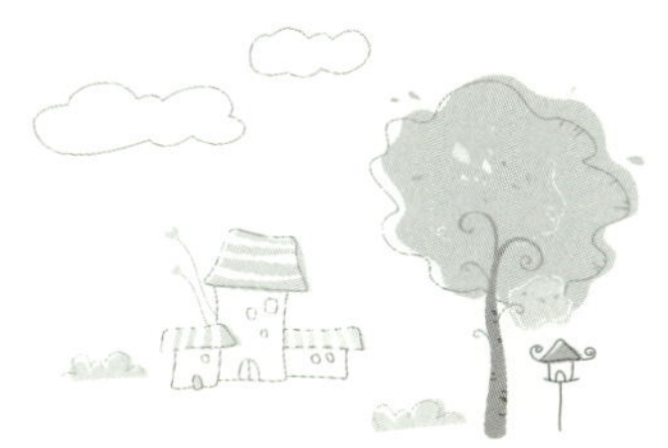

의사들은 어떻게 신종인플루엔자를 알 수 있나?

의사도 90%는 환자의 병력을 듣고 진단한다.

환자의 병을 진단하는 가장 좋은 수단은 환자 스스로가 말해 주는 병력이라는 말이 의과 대학교 임상 수업 첫 시간에 듣는 이야기이다. 물론 자신의 전문적인 지식과 상상력이라는 서랍들 속에 언제나 바뀌지 않는 레퍼토리(repertoire)만 가지고 똑같은 문제로 찾아오는 환자들에게 최고 수준의 노련한 진료만을 하는 행복한 전공분야의 의사들도 있지만, 감염내과 의사들은 그렇지 못하다. 아마 감염내과 의사들처럼 돌봐 주는 환자들의 병명이 모두 이질적인 경우는 없을 것이다. 결국 환자와 오랜 이야기를 하면서 그의 모든 감염병 취약 요소를 발견해서 원인을 좁혀 가야 하기 때문이다. 가령 건장한 젊은 남성이 요즘 취업 준비로 과로해서 만성적인 피로와 열이 난다고 찾아오면 일단 안정제를 주고 정신과 상담을 권할 것이 아니라,

먼저 언제 군대를 제대했냐고 물어봐야 한다. 작년 여름이라고 하면 어느 부대인지 물어보고, 말라리아 유행 지역일 경우 부대 내에서 환자가 몇 명 발생했었냐고 물어보고 예방약은 잘 복용했는지 물어본 후 혈액 검사를 해 보면, 검사 결과가 나오지 전에도 이미 의사의 심증은 말라리아에 가 있을 것이다. 검사 결과가 늦어진다면 환자와 나눈 이야기만을 토대로 치료할 수밖에 없다. 그래도 그게 진단의 90% 정도까지 될 수도 있다는 점을 이미 의과 대학에서 배우지 않았던가.

큰 규모로 유행하는 병에 대해서 의사의 경험적 진단이 유효한 이유

마찬가지로 신종인플루엔자의 진단 과정(병명을 붙이는 과정)에서 가장 중요한 것은 환자의 병력이다. 대부분의 경우, 올해 유행기와 같은 시기에 열이 나서 온 환자가 비교적 책에 나오는 대로 전형적인 신종인플루엔자의 증상과 맞는다면, 더욱이 주변에 확진된 사람과 긴밀하게 접촉하였던 적이 있었다면 그냥 '백 프로입니다[10]' 라고 생각하고, 해당된다면 치료약을 처방해도 무방하다. 그러면 부정확하고 오류가 있을 수 있는 인간의 경험적 판단에 의한 진단을 허용해도 과연 되는 것인가?

이미 어느 정도 큰 규모의 유행이 시작되면 특히 전형적인 증상을 가지

---

10) 한 방송사의 개그 프로그램에 나온 유행어이다.

고 있는 환자의 경우 검사의 필요성이 덜해진다. 가령 인구가 1,000명인 한 마을에서 '기침을 하면 신종인플루엔자이다' 라는 진단 검사법이 있다고 가정하자. 이 검사법을 'T(test의 T)' 라고 하고, 신종인플루엔자를 확진하는 RT-PCR법을 'D(disease의 D)' 라고 하자. 그리고 T 검사법의 민감도[11]가 50%이고, 특이도[12]가 50%라고 하자. 한마디로 진단의 정확성이 떨어지는 검사 수단임을 알 수 있다. 병을 진단하기에는 너무도 논리적 비약이 많은 검사이기 때문에 이 검사를 신뢰할 수 없다는 것을 추측할 수 있다. 그럼에도 그 유용성을 검증하기 위해서 이 마을에서 신종인플루엔자 유병률이 0.4%(1천 명당 4명)인 유행 초기 단계일 때 아래의 표와 같이 조사하였다.

표 | **신종인플루엔자 유행 초기의 한 마을**

	신종인플루엔자 감염 환자 [D+ : 확진 검사 양성]	감염 없이 건강한 사람 [D - : 확진 검사 음성]	소계
기침을 한다.(T+)	2명	100명	102명
기침을 하지 않는다.(T-)	2명	896명	898명
소계	4명	996명	1,000명

* 진단 검사법 T: '기침을 하면 신종인플루엔자이다' (민감도 50%, 특이도 50%)
  확진 검사법 D: 신종인플루엔자 RT-PCR
  신종인플루엔자 유병률: 0.4%

　'기침을 하면 신종인플루엔자이다' 라는 검사 방법에 의해서 환자로 분류된 사람은 12명인데 그중 진짜로 확진된 사람은 불과 2명밖에 되지 않았

---

11) 병이 있는 사람 (D+) 중 해당 검사법으로 병이 있다고 (T+) 나올 확률
12) 병이 없는 사람 (D-) 중 해당 검사법으로 병이 없다고 (T-) 나올 확률

다. 이를 '검사 후 양성 예측도' 라고 하는데 한마디로 예측도가 형편없는 검사법이 아닐 수 없다. 이 검사법대로 진단하고 102명에게 치료를 한다면 2명을 제외한 100명에게는 잘못된 치료가 제공되는 것이다. 물론 그 검사법 자체가 논리적으로 비약이 있어서 예상되었던 결과라고 할 수 있겠다. 어떻게 기침을 한다고 모든 사람이 신종인플루엔자일 수 있겠는가! 단순 천식이나 비염 환자들도 있을 것이기 때문이다. 그러나 그 마을의 똑같은 조건에서 신종인플루엔자의 유병률만 25%로 바꾼 후의 상황인 아래의 표를 보자. 이번에는 신종인플루엔자가 지역 사회에서 급격히 유행하는 지역이라고 할 수 있다(유병률 0.4%→25%).

표 | 신종인플루엔자 유행이 만연한 동일한 마을

	신종인플루엔자 감염 환자 〔D+ : 확진 검사 양성〕	감염 없이 건강한 사람 〔D- : 확진 검사 음성〕	소계
기침을 한다.(T+)	125명	75명	200명
기침을 하지 않는다.(T−)	125명	675명	800명
소계	250명	750명	1,000명

신종인플루엔자 유병률: 25%

여기서는 '기침을 하면 신종인플루엔자이다' 라는 검사 방법에 의해서 환자로 분류된 사람은 무려 200명인데 그중 진짜로 확진된 사람은 125명이나 되었다. 이것 역시 '검사 후 양성 예측도' 라고 하는데, 논리적으로 말도 되지 않는 검사법이 이토록 정확하게 나오는 것을 알 수 있다. 200명의 환자에게 진단을 하여 가령 치료제를 투여했다고 할 때 단 75명에게만 오진을 하여 불필요한 약을 투여한 것이다. 하물며 경험이 많은 의사가 '기침을 하면 신종인플루엔자이다' 라는 진단법보다 더 세심한 논리적 사고를 한다면 당연히 거의 확진 검사를 하지 않고도 치료가 필요한 대부분의 사람들에게 치료가 베풀어질 것을 기대할 수 있다.

신종인플루엔자 RT-PCR(또는 보편적인 PCR 등) 확진 검사가 필요한 사람들

그러나 현실적으로는 많은 환자들이 PCR 확진 검사를 요구한다. 위에서 언급한 것과 같이 의사가 환자를 진단하고 치료하기 위해서 확진 검사가 필요한 것은 결코 아니다. 그러나 비용만 문제가 되지 않는다면 확진 검사를 함으로써 음성 결과가 나왔을 때 안심하고 직장이나 학교에 갈 수 있고, 환자 스스로가 신종인플루엔자를 이번에 앓고 면역이 생기는지의 여부를 확인할 수 있으며, 이후에 예방접종을 선택하는 데도 유익한 정보가 될 수 있다. 특히 고위험군일 경우 앞으로 더 주의해야 할지의 여부를 결정하는 수단으로서도 유용하다. 신종인플루엔자 환자를 똑같은 정도의 위험을 두고 관리하는 것이 아니라, 확진 검사 결과가 양성이고 고위험군인 사람들에게 최고로 위험이 높다고 보고, 자주 진찰하고 검사해야 할 것이다.

방법	내용
1. 역학적 진단	인플루엔자가 유행하는 시기에 강하게 의심되는 임상 환자가 있으면 인플루엔자로 진단한다.
2. 미생물학적인 검사 방법	1) 인플루엔자 바이러스 배양 (고전적인 검사법, 잘 쓰이지 않음.) : 목구멍 긁음, 인두 긁음, 비강 흡입물 이용. 2) 신속 바이러스 항원 : 신속한 현장 검사법, 민감도가 70%(이하)로 낮다. 특이도 90% 이상. 3) 바이러스 핵산의 검출 (RT-PCR법, 확진 검사법) 4) 혈청학적 검사 : 급성기와 회복기 사이에 IgG 항체가 4배 이상 증가하면 양성.

빠른 검사냐 정확한 검사냐 그것이 문제로다.

그러나 확진 검사의 경우 가장 큰 문제는 결과를 바로 알 수 없다는 것이다. 병원마다 사정이 다르겠지만, 아침 일찍 접수하면 빨라도 당일 늦게 나오거나 통상은 다음 날 이후에 알 수 있다. 그러므로 어떤 의사든지 이 검사 결과에 따라 환자를 치료하겠다는 논리적 순서도를 만들면 안 된다. 인플루엔자는 이왕 치료가 필요한 사람에게는 빨리 치료하는 것이 낫기 때문이다.

그래서 이를 보완할 수 있는 것이 이른바 현장 검사라고 하는 '신속항원 검사'이다. 이 검사법은 콧구멍을 면봉으로 긁어서 시험 용액에 담구면 의료진이 보는 앞에서 10분 만에 결과가 나온다. 물론 이 검사법은 단순한 단백항원 진단법이기 때문에 가령 신종인플루엔자인지 계절인플루엔자인지를 정확히 가릴 수 없다. 또한 이 검사법이 양성으로 나오면 양성 예측도가 거의 100%에 가깝다고 보는데(즉 검사가 양성이라면 틀림없이 인플루엔자 진단 가능), 어떻게 된 일인지 신종인플루엔자에 대한 민감도는 떨어져서 (40~60% 정도라는 이야기가 있고 일부 극단적인 주장으로는 10%가 안 된다는 주장도 있다) 음성 결과가 나왔을 때 최소한 신종인플루엔자 유행기 동안은 확실하게 인플루엔자가 아니라고 할 만한 힘이 약하다는 것이다.

일부 언론에서는 이 검사법의 진정한 의미를 잘 이해하지 못하고 의료기관의 수입을 올리는 수단으로 검사가 행해지고 있다고 비난하였다. 그러나 알다시피 이 검사는 민감도의 한계 때문에 확진을 목적으로 하기에는 적합한 검사가 아니다. 그러나 이 검사는 높은 특이도 때문에 본인의 증상이 전형적이지 않아서 치료를 하지 않으려 했던 사람이 원해서 신속한 검사를 할 경우 나름대로 의미가 있을 수 있다. 즉, 감기처럼 생각하고 병원에 왔던 환자가 약만 타 가지고 직장으로 복귀할 예정이었다면, 이런 검사를 권해 볼 수 있다. 양성이 나오면 그 자리에서 신종인플루엔자로 생각하고(계절인플루엔자보다 신종이 더 많기 때문이다) 직장도 좀 쉬도록 권할 수 있다. 그 검사의 결과 때문에 원래 환자나 의사가 기대했던 상황과는 다른 선택을 할 수 있는 것이다. 그러나 물론 음성이 나온다면 확진 검사를 권하고 경과를 볼 것인지의 여부를 선택할 수 있다. 신속항원 검사의 가장 바람직한 역할은 신종을 포함한 모든 계절인플루엔자 환자에게 불필요한 항생제(항세균성 항균제)를 쓰지 않고 항바이러스제를 쓰게 한다는 것이다. 이 검사법의 도입으로 의료 현장에서는 불필요한 항생제의 사용이 의미 있게 줄었다. 어떤 검사든지 그 검사의 용도를 잘 알고 쓸 수 있다면 의사가 그냥 자신의 생각만으로 진단하는 것보다는 조금 더 환자의 진정한 진단명에 가깝게 갈 수 있다고 믿는다. 그런 상황에서 '신속 검사가 음성이었던 환자가 확진을 받고 사망해!' 라는 식의 자극적인 언론 보도는 여러 가지 자신의 경험적 지식과 비용 효율적인 검사를 선택하면서 환자 개인에 따라 적절하게 진료하고자 하는 우리 의료 현장에 공포감을 주는 보도이다.

그 비용은 누가 부담하는 것이 옳은가?

어느 때보다도 이번 신종인플루엔자 유행 동안에는 검사 비용도 많이 들고 약값도 비싸서(유행 초기에는 국가 비축분의 약이 제공되지 않았었다) 많은 국민들에게 부담이 되고 있다. 환자가 부담하는 검사비가 13만원이 넘는데, 인건비나 장비 시설비를 제외하고 검사 원가만으로도 거의 9만 원 이상이 든다는 이야기를 어깨 넘어 들었다. 다행히 최근에는 보험 급여로 시행하여 환자들이 대략 60% 정도만을 부담한다. 결국 공짜는 없어서 누군가는 비용을 지불해야 한다는 것을 알아야 한다. 우리가 낸 보험료, 세금 등에서 충당되는 것이다.

앞서 언급한 바와 같이, 다행히 환자의 적절한 치료를 위해서 검사가 항상 요구되는 것은 아니므로 대부분의 경우 환자에게도 검사를 하지 않도록 설득하기도 하고 또 검사 없이 치료도 하지만, 여러 가지 이유로 증상이 있는 환자에게는 검사 결과가 주는 정보의 유익 때문에 하게 되는 경우가 꾸준히 있는 편이다. 결국 국민들 스스로의 재정과 보험 공단에 낸 보험료가 소비되는 것이다. 하지만, 여전히 고위험군의 합병증 위험 평가 등의 목적으로 검사가 필요한데도 비용 부담 때문에 문명의 이기로부터의 도움보다는 고전적인 진료를 하게 되는 것이 현실이다. 이럴 때는 마치 자동 항법 장치를 끄고 거대한 보잉기를 수동으로 조정하는 항해사가 된 느낌이다. 결국 의사는 때로 기계에 의존하지 않고도 환자를 잘 진료할 수 있는 사람들이기 때문이다.

진단, 치료, 예방의
우선순위자인 "고위험군"이란?

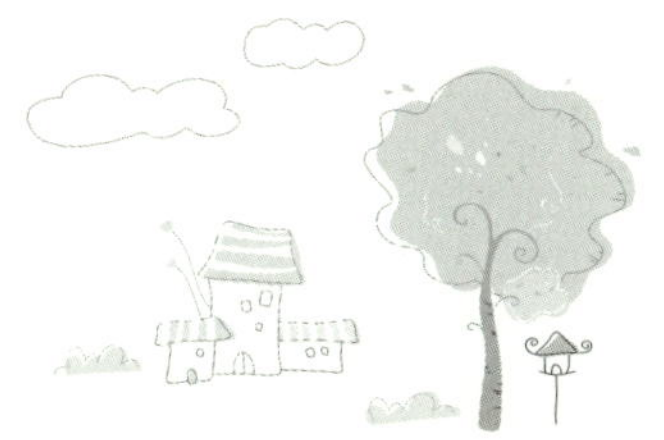

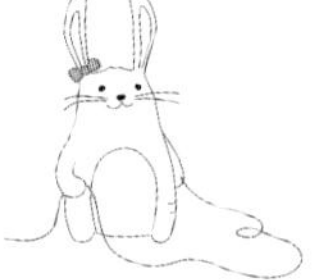

진단, 치료, 예방의
우선순위자인 "고위험군"이란?

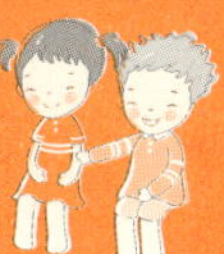

"고위험군"이라는 전용 차선을 달리는 사람들

이번 신종인플루엔자 대유행으로 인해서 온 국민이 잘 알게 된 것이 바로 '고위험군'이라는 용어이다. 유행의 초반에는 자신이 고위험군이라고 주장하는 분들의 병력을 대략 보면, 단순 고혈압 환자와 같이 고위험군이 아닌 경우가 많았지만 요즘 찾아오는 분들은 나름대로 정확한 정보를 다 알고 있는 것을 피부로 느낄 수 있다. 자신은 '정확히 50세이기 때문에' '당뇨병 치료를 받고 있어서' '면역 억제제 치료를 2주 이상 받고 있어서' 고위험군에 속하고 인플루엔자 증상이 지속되고 있으니, 타미플루를 처방해 주는 것이 좋을 것 같다는 등 정확한 정보를 가지고 오는 '고객'들이 있는데 그럴 경우 의사로서 반갑고 존경스럽기도 하다. 실제로 '인플루엔자 고위험군'이란 고위험군이 아닌 사람들에 비해서 인플루엔자로 인하여 사망할 가능성이나 입원하게 될 가능성이 명백하게 더 높은 사람들을 말한다. 구체적으로는 다음과 같은 인플루엔자 예방접종을 해야 하는 사람들의 명단과 일치한다.

표 ▌ 계절인플루엔자 예방접종이 필요한 대상들 (미국 질병관리예방본부)

1. 나이 50세 이상
2. 인플루엔자 유행 시기에 임신하게 될 여성
3. 만성 폐 질환(천식을 포함), 심폐 질환(고혈압 제외), 콩팥, 간, 혈액, 내분비(당뇨병 포함) 질환을 가진 사람
4. 면역 억제제를 복용하는 사람 (약물에 의한 면역 억제 또는 HIV)
5. 호흡 기능이나 호흡기 분비물 처리를 저해할 수 있거나 기도 흡인이 될 수 있는 모든 조건을 가진 자(인지 장애, 척수 손상, 경련 질환, 기타 신경 근육 질환)
6. 양노원 등 여러 종류의 만성 요양 시설 거주자
7. 보건 근무자
8. 5세 미만(특히 6개월 미만일 때 더 강조)의 어린이나 50세 이상의 성인과 함께 거주하거나 돌봐 주는 사람
9. 인플루엔자로 인한 심각한 합병증의 고위험군 질병이 있는 사람과 함께 거주하거나 돌봐 주는 사람

이 중 의료상의 문제로 예방접종을 받아야 하는 사람은 모두 인플루엔자 고위험군이다.

그러나 다른 한편으로 이러한 조건에 들지 못하는 사람들은 자신들이 예방접종의 우선순위에서 벗어나 있음을 불편하게 생각한다. 따라서 사회적으로 고위험군은 전용 차선을 달리는 사람들처럼 여겨지는 측면도 있다. 그러나 이들에게 주어지는 예방접종의 우선순위는 특정 집단에 대한 특혜

라기보다는 워낙 그들이 가지고 있는 의료상의 문제 때문에라도, 다시 말해 인플루엔자로 인해 사망에 이르거나 또는 접촉하는 사람들이 그러한 위험에 처한 사람들이기 때문에 예방접종의 잠재적인 이상 반응 가능성에도 불구하고 불가피하게 더 적극적인 치료와 예방의 대상이 되는 것이다.

나이 드는 것이 위험한 이유 – 일반적인 이야기

65세 이상을 고령이라고 하는데, 의학에서는 여러 가지 질병을 치료하면서 연령을 근거로 치료 전략을 달리하고, 치료나 수술의 위험성을 달리 이야기한다. 그렇지만 65세라는 나이 때문에 과연 모든 질병이 더 잘 찾아오고 위험한 상태인지에 대해서는 의학 전공자인 나로서도 온전히 확신할 수가 없다. 고령자라는 표현의 유래에 관해, 독일의 비스마르크가 산업화 이후 독일을 근대 국가로 만들면서 세금을 걷기 위해 당시 노동할 수 있었던 사람들의 평균 나이를 기준으로 65세 이상을 고령자라고 하였다는 주장도 있다. 그러나 실제로 나이가 65세라도 30세 이상의 신체 조건과 생활 습관을 가지고 있는 사람들도 드물잖게 볼 수 있고, 40대인데도 온갖 만성 질환으로 노인보다도 못한 체력을 가진 사람들도 있다. 나는 74세가 된 한 환자에게 어느 날 찾아온 심한 감염병을 진단하고 설명을 하면서 어째서 자신에게 그러한 병이 발생했느냐고 반문하는 그 환자에게 '고령'이기 때문에 면역력도 취약하고 감염병의 위험이 높다고 설명했다가 그 환자로부터 심한 타박을 받아야 했다. 그 환자는 매일 골프도 치고 업무도 탁월하게 수행하는 자신이 어째서 노인이냐는 말이었다. 사람에 따라 차이가 많이 날 수도 있다고 말하면서 속히 꼬리를 내리고 사태를 수습했지만, 그분이 받았던 충격은 이루 말할 수 없는 정도였다.

그 환자뿐 아니라 나 역시도 많은 사람들이 65세가 생물학적인 고령의 기준이 될 수 없다는 그 이견에 동감한다. 65세는 약 100년도 훨씬 더 이전에 비스마르크라는 사람이 세금을 걷기 위해서 정한 임의의 숫자에 불과하다. 그러나 그토록 의학적인 의미가 없는 임의의 수에 따라서, 가령 어떤 약이나 예방접종은 64세까지는 권하지 않고 65세부터 권하고 있다. 어째서일까?

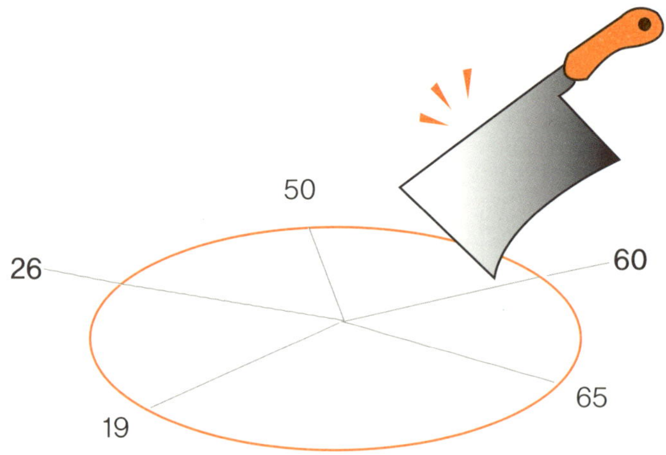

그림 | **예방접종을 위한 성인의 나이 구분**

마치 칼로 나누듯 예방접종을 위한 성인의 나이 구분은 각각 19세 (파상풍 디프테리아 Td), 26세 (사람유두종바이러스 HPV – 여성), 50세 (인플루엔자), 60세 (대상포진 VZV), 65세 (폐렴사슬알균 23–PPV)로 되어 있다.

비록 65세가 생물학적인 설득력이 없는 기준이라고 하더라도 의학에서는 모든 연구를 할 때 65세 이상과 미만으로 나이를 나누어서 비교하기 때문에 우리가 그 연구 결과로 얻게 되는 것은 65세를 기준으로 어떻고 어떻다는 사실이다. 가령 우리가 아는 거의 모든 약의 용법은 7일, 14일, 28일...이런 식으로 되어 있지, 가령 8일 복용 또는 13일 복용, 29일 복용 등의 용법은 없다. 이 또한 애초에 연구가들이 그 약물의 효과를 검증하는 연구를 할 때 우리가 통상적으로 7일 단위의 삶을 살기 때문에 가급적이면 7의 배수로 처방 일 수를 끊어서 비교하기 때문에 결과적으로 모든 약의 용법은 난해한 수가 아닌 대개 7의 배수인 것이다.

50세와 65세: 나이와 인플루엔자

인플루엔자 예방접종은 현재 50세 이상의 성인(어른)들에게 권고된다. 그러나 몇 년 전까지는 65세 이상이었다. 당시 65세 이상의 '어른'(고령자가 아니라)에게 예방접종을 권하는 것이 의학적인 근거가 있어서 국가적으로 설득력 있는 지침이 되려면, 반드시 누군가가 65세 이상 고령자를 두 개의 군으로 무작위로 나눠서 한쪽에서는 예방접종을 하고 다른 쪽에는 하지 않고 나중에 비교했을 때 예방접종을 한 쪽이 더 오래 생존하고 폐렴으로 덜 입원한다는 점을 밝히는 것이 가장 이상적이다. 실제로 그와 비슷한 연구들이 있어서 65세 이상에게는 이미 어느 나라에서나 이견 없이 인플루엔

자 예방접종을 권고하고 있고, 이후에는 50세에서 64세까지의 연령군에서
도 그러한 유익이 연장되는 것으로 밝혀져서 인플루엔자 예방접종을 50세
이상의 '어른' 에게 권고하는 실정이다. 실제로 나이로 고위험군을 결정하
는 데 기여한 의학적인 사실은, 나이군에 따라 인플루엔자로 인해 병원에
입원을 해야 할 만큼 위험한 병으로 진행되는 경우가 명백히 차이가 난다
는 관찰이었다. 다음의 표는 나이군에 따른 인플루엔자로 인한 입원 건수
의 비교이다.

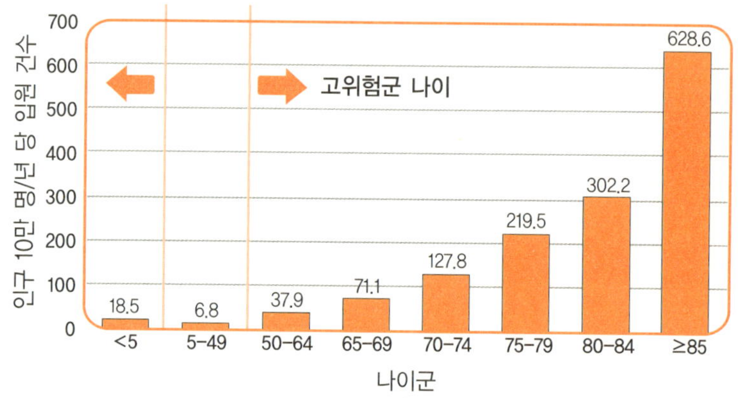

그림 | 나이군에 따른 인플루엔자로 인한 입원 건수 (인구 10만 명/나이 기준)[13](Dolin. R 등)

임신과 인플루엔자

건강한 여성 1만 명을 대상으로 행한 조사에서, 계절인플루엔자 유행 철

13) Dolin R. N Engl J Med 2005;353;2535~2537

 제6장 진단, 치료, 예방의 우선순위자인 "고위험군"이란?

일 때와 아닐 때에 따라서 임신을 한 여성들의 병원 입원이 큰 차이가 있음
은 이미 오래전부터 알려진 사실이다. 그렇기 때문에 임신을 한 여성은 누
구보다도 우선적으로 인플루엔자 예방접종의 대상이 된다. 보편적으로 성
인 예방접종의 경우, 시급한 이유가 없으면 출산 수유 이후로 미루는 것이
일반적이지만, 인플루엔자의 경우는 임신 초기부터 몇 주 지났는지에 상관
없이 적극적으로 권장되고, 더 정확하게는 유행 철에 임신이 될 사람들까
지도 그 대상에 포함된다. 이러한 지침은 우리나라 보건 당국뿐 아니라 다
른 선진국의 경우라도 차이가 없다. 다시 말해, 임신 초기라 하더라도 그
후 임신 중반기와 말기에 닥칠지도 모를 인플루엔자의 위험으로부터 미리

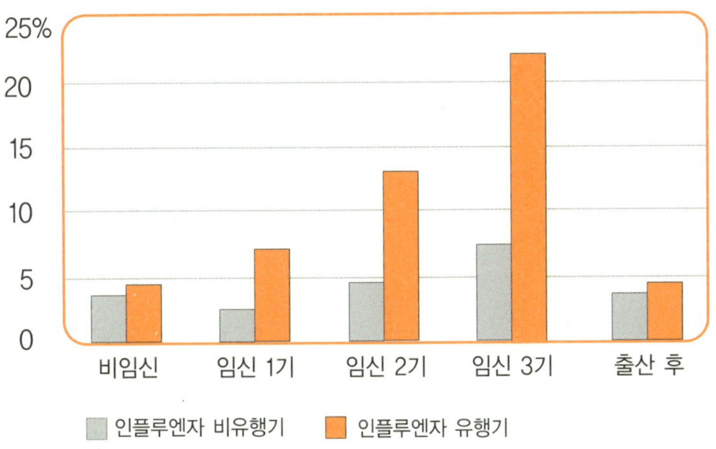

그림 | **인플루엔자 유행 철에 임신 상태에 따른 입원율의 증가**[14]**(Englund JA 등)**
건강한 여성 1만 명을 대상으로 한 조사

14) Englund JA et al. Vaccine 2003;21:3460~3464

보호하기 위해서이다.

많은 임신부들은 예방접종이 자신과 태아에게 안전한지를 궁금해한다. 모든 약은 그 안전성을 100%라고 할 수 없으며, 특히 임신 중에 전적으로 안전하기 때문에 나쁜 영향이 전혀 없다고 알려진 약(Class A 약물)은 하나도 없는 실정이다. 그럼에도 아직까지 인과관계가 있는 기형 유발 사례가 없는 약들 가운데 안전성에 대한 경험(우발적으로 사용되었을 때의 안전성)이 많은 경우는 적극적으로 사용하는 편이고(class B 약물), 반면에 인과관계가 있는 기형 유발 사례는 없지만 안전성에 대한 경험이 부족한 경우는 그 약을 쓰는 것이 쓰지 않는 것보다 더 유익한 경우에 한해 상황에 맞게 사용할 필요가 있다. 임신 중에 인플루엔자에 걸려서 항바이러스제를 쓰게 되는 상황이나 사전에 인플루엔자 예방접종을 받게 되는 경우가 그러한 경우에 해당한다. 즉, 인플루엔자 예방주사나 치료제의 위험보다는 인플루엔자 자체가 임신 중에 산모와 태아의 건강을 위협할 수 있기 때문이다. 약물뿐 아니라 바이러스 감염 자체가 여러 가지 기형을 유발할 수 있다는 가능성은 오히려 더 잘 알려진 사실이다. 인플루엔자 예방접종과 증상이 발생하였을 때의 치료는 사용하는 것의 유익이 그렇지 않은 경우에 비해서 더 높은 편이다. 실제로 우리는 병원에서 매년 의료진들의 인플루엔자 예방접종을 실시하고 있는데 임신한 여성 직원들에게도 예외 없이 그 필요성을 더 강조하면서 그렇게 해 왔으며, 매년 별다른 문제는 발생하지 않았다.

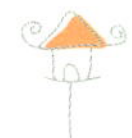

고위험군이 아닌 당신도 위험할 수 있는가?

합병증의 취약군이라고 할 수 있는 65세 이상의 고령자, 5세 미만의 영·유아, 임산부, 만성질환자 등을 제외한 건강한 성인은 신종인플루엔자를 포함한 어떤 종류의 인플루엔자라도 상대적으로 가볍게 앓을 것이고 항바이러스 치료 없이 증상적인 치료(대증적 치료)만으로도 낮게 된다는 것이 그동안의 통설이다. 그러나 최근 보도에 따르면 20대 젊은 여자 등 고위험군이 아닌 건강한 사람도 사망하는 경우가 발생하고 있다. 여전히 드문 현상이지만 신종인플루엔자의 경우 주로 발병하는 연령층이 전통적인 합병증 취약군인 고령자가 아니라 비교적 젊은 학생들이나 청장년들이기 때문에 드물게라도 발생하는 합병증이 절대 수로는 많이 관찰되는 것이 아닐까 생각된다.

한편 많은 사람들은 이번 신종인플루엔자로 인한 사망자 수의 카운트다운이 수개월 동안 신문들의 머리기사를 장식하고 있는 공포 상황이 2009년 만의 '신종' 현상인 것으로 알고 있다. 그러나 실제로 인플루엔자라는 병을 잘 알면 이러한 현상은 계절인플루엔자에 의해 해마다 있었음을 알 수 있다. 즉 매우 드물지만 비고위험군 가운데서도 간혹 계절인플루엔자에 의해서 사망하는 사례가 해마다 있어 왔던 것이다. 2009년 신종인플루엔자 대유행 이전에 이미 인플루엔자로 인한 사망 사례를 소개한 뉴잉글랜드 내과 잡지(New England Journal of Medicine)에는 다음과 같은 고민되는 사례가 소개된 바 있다.

> 2007년 2월 어느 날 과거에 특별한 병력이 없는 건강한 15세 여학생이 개인 병원을 방문하였다. 그 학생에게는 약간의 목이 부은 듯한 증상이 있었고 38.9℃의 고열이 있었다. 의사는 그에게 세균성 목감기를 진단하는 검사(Group A Streptococcal rapid antigen test)를 시행하고 그 결과가 음성이었기 때문에 임상적으로(의사의 진찰 소견과 경험의 판단으로) 인플루엔자 진단을 내렸다. 의사는 환자가 열이 높았고 힘들어했기 때문에 타미플루(oseltamivir)를 처방하였다. 환자는 귀가하면서 이 약을 복용했지만 열은 지속되었다. 다음 날 아침 2번째 약을 먹을 때에도 심한 열이 지속되었고 구토를 하였으며 심한 무력감을 느끼다가 안절부절못하게 되었다. 환자는 다음 날 혈압이 떨어지고 의식을 잃어서 결국 응급실로 실려 왔고 12시간 동안의 집중적인 치료와 심폐소생술에도 불구하고 사망하고 말았다. 사망 후 부검 결과는 괴사성 폐렴과 광범위한 폐포출혈이었고, 사망자의 폐에서 인플루엔자 A/New CaledoniA(H1N1) 바이러스(신종인플루엔자 이전에 유행하였던 계절인플루엔자 분리 주)가 분리되었다. 또한 기도 흡인 배양 결과는 메티실린 내성 황색포도알균(MRSA)이 분리되었다[15].

---

15) Glezen WP. N Engl J Med 2008;359:2579~2585

이러한 애매한 죽음을 미리 막을 수 있는 방법은 과연 없는 것일까? 더 나은 의료 정책이나 더 전문적인 검사 장비나 치료 약제의 보급이 이를 막을 수 있을까? 전 국민에게로 예방접종을 확대하는 것이 필요할 것인가? 미국에서 관심이 커지고 있는 지역 사회 메티실린 내성 황색포도알구균(MRSA) 감염을 더 빨리 진단하고 더 적절하게 치료하면 가능할 수 있을까? 안타까운 마음과 의견이 있겠지만, 사실 이러한 일이 드물게 발생하는 것은 예측하고 예방하기 어려운 현실이다. 사례를 검토해 보면, 만성질환이나 고위험군 나이가 전혀 아닌 건강한 학생이 계절인플루엔자에 감염이 되었고 2일 안에 급격하게 진행된 치명적 폐렴 합병증으로 사망한 경우가 그러하다. 특이하게도 폐렴도 MRSA 세균성 폐렴이 2차적으로 합병되어 심한 괴사성 폐렴의 형태로 왔다는 것이 주목할 만한 점이다. 실제로 수많은 계절인플루엔자 환자들이 자신은 알게 모르게 이것을 앓게 되는데 대부분의 경우는 적절한 진단조차 필요하지 않을 정도로 증상에 대한 치료만으로도 좋아지는 것이 바로 인플루엔자이다. 확률적으로 이렇게 치명적인 합병증을 경험하는 것이 의사가 흔히 예측하거나 고려하게 될 가능성은 전혀 아니다. 합병증의 발생 위험이 적은 비고위험군이라면 더더욱 그렇다.

사례에 소개된 의사는 비교적 권위 있는 치료 지침의 표준 치료에 해당하는 치료를 적절히 잘한 것이라고 판단된다. 즉, 인플루엔자 자체를 확진하는 장비가 없는 환경에서였지만, 간이 검사로 주된 감별 질환인 세균성 목감기를 먼저 배제하여 인플루엔자로 진단하였고, 환자가 건강한 비위험군이어서 항바이러스 치료가 필수적이지 않음에도 증상이 심하다는 의사의 판단으로 아주 적절하게 항바이러스제까지 투여하였기 때문이다. 환자의 유족들 입장에서는 개인 병원에 걸어서 방문했던 환자가 망인이 되어 버린 기가 막힌 사건이겠지만, 의사의 치료 조치에서 한 점의 과실이 있었다고 보기 어려운 사례인 것은 틀림이 없다. 그래서 이 사례를 소개한 문헌에서도 결국 이런 애매한 사망을 줄이기 위해서 비위험군도 전 국민적인 계절인플루엔자 예방접종이 꼭 필요한지에 대한 논의를 소개하였다. 그 이유는 사례에 소개된 환자를 진료하는 의사가 막상 어떻게 했어야 사망으로 가는 경과를 막을 수 있었을지 전혀 해결책이 떠오르지 않기 때문이다. 오직 근원적인 해결 방법인 전국적인 예방접종만이 이러한 비위험군의 사망까지도 막을 수 있다. 그러나 물론 아직까지 비위험군을 포함한 전 국민에게 계절인플루엔자 예방접종을 하는 것이 더 이로울 것인지는 아직 증명하지 못하였다. 추정컨대 그러한 비위험군의 사망 가능성보다 전 국민을 예방접종함에 따르는 이상 반응의 피해가 더 클 것이기 때문이다. 안타까운 죽음을 막으려면 치료 경과 중에도 합병증의 증상에 대해 진료하는 의사와 환자가 같이 잘 공유하고 신속히 진료를 다시 받을 수 있도록 설명해 줄 필요가 있다. 그리고 표준적인 진료를 한 의사에게는 사회적으로도 관대한 평가가 필요하다. 제한된 의료 자원과 여건 속에서 사례에 소개된 의사처럼 표준적인 치료를 수행하면서 최선을 다했다면 결과에 따라 평가받는 일은 없어야 한다. 만일 그렇게 표준적인 치료가 사회적으로 보호받지 못한다면 전문가들이 소신 있는 행동을 할 수 없을 것이기 때문이다.

제7장

감염된 당신에게

현대 의학이 줄 수 있는 선물

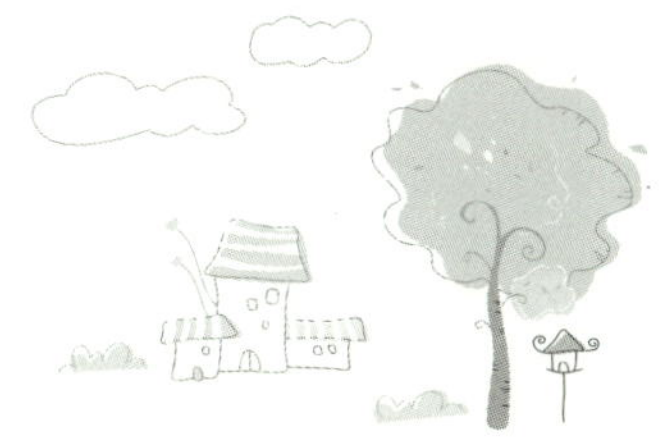

감염된 당신에게
현대 의학이 줄 수 있는 선물

치료하지 않아도 낫는다?

신종인플루엔자에 감염된 것을 처음으로 알게 되는 순간, 방문한 환자들의 얼굴에는 순간적으로 놀라고 당황한 빛이 스치게 된다. "그럼, 도대체 어떻게 되는 거죠? 저도 입원해야 하는 거죠?" 방금까지 별 증상이 없이 멀쩡했던 분도 신종인플루엔자라는 두려운 이름에 압도되어 집중 치료와 무서운 합병증을 상상하는 모습이다. 그러나 싱겁게도 담당 의사의 대답은 간단하다. "검사 결과 나올 때까지 1~2일 걸렸는데 그동안 열도 떨어지고 거의 다 좋아지셨어요. 뭐 치료 안 하고 좀 봐도 되겠는데요." 간혹 확진 결과를 통보받은 환자들이, 검사할 때 의사가 병의 심증을 가지고도 치료약을 처방하지 않은 것으로 인해 분노를 표현하는 경우도 있다. 의사가 환자를 진찰만 하고도 확진 검사 결과를 미리 점칠 수 있으면 얼마나 좋을까.

그러나 항바이러스제는 확진을 받은 모든 사람이 반드시 먹어야 되는 약은 아니다. 확진이 되더라도 경과가 가볍거나 스스로 좋아지고 있는 과정이라면 의학적으로는 치료를 권하지 않아도 된다. 증상이 다 좋아진 상태에서 확진 결과를 통보받으면 그때부터 치료가 필요한 것으로 오해하시는 분들이 많은데, 그 시점에서 증상이 없다면 결코 필요한 것이 아니다. 다만 감염력은 있기 때문에 고열 증상이 확인된 날로부터 약 7일간 사회 활동을 자제해야 함은 변함이 없다.

신종인플루엔자를 포함하여 인플루엔자라는 질병 자체가 가진 양면성을 이해하는 것이 필요하다. 일반적으로 인플루엔자는 면역 기능에 문제가 없는 건강한 젊은 성인의 경우, 심한 감기와 같은 증상을 유발하였다가 1~2주 내에 완전히 치유되는 질병이다. 어쩌면 단일 미생물로는 평생을 두고 가장 흔히 주기적으로 감염되는 바이러스 중 하나일 것이다. 반면, 면역 기능에 문제가 있는 경우 감염이 발생하면 폐렴과 같은 치명적인 합병증으로 이어져 사망에 이르게 하기도 한다. 따라서 대부분의 경우, 흔한 감기와 같이 문제가 없이 회복되어 과도한 두려움을 가질 필요는 없으나, 합병증이 쉽게 발생할 수 있는 면역 기능이 저하된 사람들은 문제가 있을 수 있으므로 꼭 주의가 필요하다. 요약하면 신종인플루엔자 여부가 중요한 것이 아니라 신종인플루엔자의 합병증이 고위험군이냐 아니냐가 중요한 것이다.

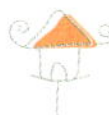 **신종인플루엔자 여부가 중요한 것이 아니라 합병증이 발생하느냐의 여부가 중요
하다.**

일반적인 계절인플루엔자에 준해서 볼 때, 합병증이 쉽게 발생할 수 있
는 고위험군으로는 59개월 미만의 어린이, 65세 이상의 성인(예방접종은 50
세부터 한다), 임산부, 각종 만성질환자, 면역 저하자 등이 있다. 이런 사람
들은 신종인플루엔자에 감염되지 않도록 각별한 노력이 필요하며, 감염되
었을 경우에는 빨리 치료를 받아야 한다.

그러나 계절인플루엔자와는 달리 1918년 대유행 인플루엔자의 경우는
비위험군과 고위험군의 이분법적 개념만으로 접근을 할 수 없었다. 건강하
더라도 면역이 없는 사람에게는 폭넓게 유행을 하기 때문에 절대 수로는
젊은 비고위험군 사망자도 많이 초래되는 것이 특징이다. 물론 비율로 보
면 감염된 고위험군이 당연히 더 위험하다. 2009년 신종인플루엔자의 경
우도 1918년 스페인 인플루엔자처럼 비고위험군에서 문제가 된다면 이는
모든 사람이 반드시 치료를 받아야 하는 이유가 될 수 있을 것이다. 실제로
2009년 신종인플루엔자 대유행 초기에 멕시코나 미국 등지에서 보고된 자
료들을 보면 비위험군인 젊은 성인에게서 심한 감염이 일어나 합병증이 발
생하고 사망한 경우들도 많았기 때문에 많은 사람들이 긴장을 했었다. 그
러나 생각보다 우리나라는 [11월 말인]현재까지 주로 고위험군의 합병증과
사망이 보고되고 있다. 그러나 아직도 대유행이 진행 중에 있으며 그 대상

은 주로 비위험군인 젊은 어른들과 어린이와 청소년들이기 때문에 비고위험군 가운데서의 합병증과 사망자 발생 가능성도 항상 염두에 두어야 할 것이다.

신종플루 증상이 시작된 고위험군은 반드시 의심되는 경우 즉시 빠른 치료가 필요하며, 비고위험군이라면 약물 치료 없이도 호전이 가능하나, 증상의 절정기에 온 경우라면 치료하는 것이 환자 본인의 유병 상태도 빨리 개선시키고 또한 감염력도 차단하는 효과가 있을 것이므로 선별적으로 빨리 치료하는 것도 효과적이라고 생각한다. 한편 진단을 의심하였으나 비고위험군이고 증상이 견딜만하거나 좋아지고 있어서 항바이러스제 치료를 보류하고 있는 환자라면 합병증의 진행 여부를 살피기 위해서 환자에게 잘 알려주고 기간을 정해서 통원 치료를 권해야 한다.

효과적인 치료제 납시오! - 그 역할은?

지난 20세기 중반에 세균을 잡는 항생 물질이 개발되어서 항균제의 시대가 시작되었다면 21세기는 지난 세기말부터 꾸준하게 개발되어 왔던 각종 항바이러스제의 혜택을 보고 있다. 1980년대에 출몰한 HIV가 여기에 큰 몫을 한 것은 분명하다. 이러한 항바이러스제는 바이러스가 사람 세포 내로 들어가 증식하고 세포를 파괴하여 다른 세포를 감염시키는 바이러스의 중요한 초기 단계를 차단하는 역할을 한다. 따라서 항바이러스제를 사용하면 증상이 빨리 좋아지고 바이러스의 수가 급속히 줄어 감염력 또한 신속히 줄어들게 된다. 이처럼 감염의 증상이 빨리 좋아질수록 바이러스 감염으로 인한 이차적인 합병증도 줄어들게 된다.

이러한 역할을 하는 항바이러스제 중에서 신종인플루엔자에 효과적으로 사용할 수 있는 약제는 타미플루(oseltamivir), 릴렌자(zanamivir) 두 가지이다. 일부 지역에서 타미플루와 관련된 내성 바이러스가 발견되고 있다고 하지만, 우리나라의 경우 두 가지 약제 모두 효과적으로 사용할 수 있는 약제이다. 항바이러스제는 증상이 시작된 후 48시간 내에 사용할 경우 가장 효과적(증상을 50%까지도 줄일 수 있다)이라고 알려져 있기 때문에, 의심될 경우 빨리 투여하는 것이 필요하다.

표 | 인플루엔자 치료에 사용되는 약제

뉴라미니다아제 억제제	인플루엔자 A, B에 유효
Oseltamavir(타미플루)	입으로 복용, 1세 이상
Zanamivir(릴렌자)	비말 흡인 투여, 7세 이상 기도 질환이 있을 경우, 기관지 수축의 위험이 있으므로 주의
매트릭스 단백 M2 억제제 Amatadine(아만타딘) Rimantadine(리만타딘)	인플루엔자 A에만 작용

타미플루는 먹는 약으로 속이 메스껍고 구토를 하는 등의 소화기 부작용이 종종 발생하지만, 복용 기간이 단지 5일이기 때문에 대부분 큰 문제가 없는 편이다. 어린이들 가운데 매우 드물지만, 일부 신경이나 정신 계통의 부작용이 있다는 보고가 있으므로 신중하게 사용하고 체중이나 콩팥 기능에 따라 용량을 잘 조절해야 한다.

릴렌자는 기관지 내로 흡입하게 되는데 천식이나 각종 만성 호흡기 질환이 있는 경우, 기관지 수축과 같은 이상 반응이 발생할 수 있다고는 알려져 있으나 빈번하지는 않다. 오히려 위장 장애를 일으킬 가능성이 있어서 타미플루를 복용하기 어려운 환자에게 적절한 약이기도하다.

결론적으로, 두 가지 약제 모두 사용 기간이 짧아서 심각한 부작용의 보고가 흔치 않으므로 비교적 안전하게 사용할 수 있다. 산모의 경우 약제 복용이 태아에 나쁜 영향을 미칠 것이 염려되기 때문에 복용을 주저하는 경우가 종종 있지만, 빨리 치료하지 않을 경우 인플루엔자 자체가 산모와 태아에게 합병증을 가져올 가능성이 높기 때문에 대한감염학회나 세계보건기구(WHO), 미국 질병관리예방본부(US-CDC)는 두 가지 약제 모두 주저 없이 사용할 것을 권장한다. 특히 이번 신종인플루엔자 감염자 중 임산부의 사망률이 높기 때문에 그처럼 적극적인 치료가 필요하다.

지루한 논쟁 : 과연 일반 계절인플루엔자와 대유행 인플루엔자에 비해서 더 위험한 것인가?

누군가가 잘 설계된 연구를 발표하지 않는 한, 잘 모른다고 답변하는 것이 정답이긴 하지만, 답변을 꼭 해야 한다면 이번 신종인플루엔자는 계절인플루엔자보다는 더 위험하고 1918년 대유행 인플루엔자나 조류인플루엔자보다는 덜 위험할 것이라고 대부분의 전공자들은 추정하고 있다. 지금까지 나온 사망률에 대한 정보는 그동안의 사례에 대한 통계이지만 지역에 따라 다를 수 있고 어떤 방법으로 조사했는가에 따라서 서로 비교하기가 어려울 수 있는 수치인 경우가 많다.

문제점을 하나씩 이야기하자면 첫째, 비교의 대상이 되는 계절인플루엔자의 사망자에 대한 연구는 대부분 1918년이나 1968년 대유행 독감 때의 자료라서 그때에 비해 보건 체계와 중환자 치료가 훨씬 개선된 현시점인 오늘날도 계절인플루엔자로 그만큼 사망할 수 있을지 그대로 인정하기는 어렵다. 둘째, 실제 신종인플루엔자가 더 통계적으로 차이가 날 정도로 위험하지 않더라도 확산 속도가 빨라서 더 많은 사람들에게 감염이 발생하다 보니 합병증과 사망자의 절대 수는 증가하게 되므로 더 위험한 것처럼 과장되게 체감하게 되는 면도 있다. 그러나 또 다른 한편으로는 지역의 특성에 따라 주로 취약한 연령층이나 특정한 사람들이 더 많이 걸릴 수 있는데 어떤 사람들에게 더 많이 감염되는가에 따라서 합병증의 종류와 사망도 달라진다. 가령 1968년처럼 고령층의 감염이 주로 많이 발생하였을 경우에는 황색포도알균 폐렴과 심혈관계 질환이 주로 많이 발병되었는데, 이번 신종인플루엔자처럼 주로 젊은 사람들에게 더 많이 유행을 하면서 상대적으로 폐렴사슬알균(폐렴구균) 폐렴이 증가하였다. 결국 사망률은 어떤 합병증이 우세하게 발생하느냐에 따라 결정되기도 한다는 점이다.

다양한 이야기가 나오고 있고 그 가운데 눈에 띄는 것은, 여러 가지 실험 연구의 결과 신종인플루엔자가 병독성이 조금 더 높을 것이라는 예측이다. 실제로 환자를 보는 현장(임상)에서 더 실질적인 관찰이 되어야 하겠지만 적어도 바이러스 자체의 특성이 계절인플루엔자 바이러스보다는 더 중한 합병증을 초래할 수도 있고 그 정도는 1918년 대유행 바이러스나 조류인플루엔자보다는 덜하다는 것이다. 우리나라에서도 중추 신경계 등 다양한 장기에 합병증이 발생하였던 사실이 또한 이를 뒷받침해 준다.

아직 결론짓기 이른 편일 수도 있겠지만 우리나라는 불행 중 다행으로 사망자의 절대 수가 그나마 적은 편이 아닌가 하는 생각이 든다. 물론 계절인플루엔자보다는 합병증을 더 많이 일으킬 잠재적 가능성에도 불구하고 신종인플루엔자의 막대한 전체 발병 규모에 비하면 그렇다는 것이다. 우리나라는 의사가 자신의 경험으로 추정하여 진단한 사례를 제외하고, 대부분 입원하거나 확진 검사를 받아서 보건소에 신고된 사례만으로 집계되고 있기 때문에 사망률을 논할 때 분모에 해당하는 전체 발병 건수는 보고된 것보다 몇 배 더 높은 것도 당연하다고 여겨진다.

인플루엔자 후 합병증이라는 두려운 이야기들

☀ 원발성 바이러스성 폐렴

특히 과거 심장 질환(류마티스성 심장 질환, 승모판협착증)이나 임신 등의 상황에서 잘 발생한다. 증상은 인플루엔자 발병 24시간 이내 39.5℃~40℃ 고열과 피가래, 심한 호흡 곤란, 호기 때 천명 등이다. 급성호흡부전증후군으로도 진행될 수 있다. 발병 5~10일에 치명적인 경우가 많이 보고되었는데 특히 1957년 대유행 인플루엔자 때의 사망률은 80%까지 이르렀다. 신속한 항바이러스 치료뿐 아니라 대증적 보조 요법도 중요하므로 산소를 잘 공급하고, 저혈압이나 쇼크일 경우 혈압상승제의 투여와 혈압 유지에 유의하며, 콩팥 손상일 경우 투석요법을 사용함으로 다장기부전이 발생하지 않도록 치료한다.

☀ 이차적 세균성 폐렴

세균 감염에 의한 폐렴의 전통적인 원인 균은 순서대로 황색포도알균(*S. aureus*), 폐렴사슬알균(*S. pneumoniae*), 인플루엔자(*H. influenza*) 등이 있다. 과거 1957년 대유행 때는 홍콩에서 황색포도알균 폐렴으로 인한 사망자가 많았는데, 신종인플루엔자의 경우는 폐렴사슬알균 폐렴이 가장 많았다고 한다. 아마도 어린이와 젊은 성인이 많았기 때문이라고 생각한다. 이차적 세균성 폐렴은 주로 바이러스 폐렴 자체보다는 조금 더 늦게 오기 때문에 환자가 치료되고 있는 중이더라도 혹시 호흡 곤란이나 열, 가래의 증가가 없는지를 잘 살펴야 한다.

☀ 그 밖의 합병증

드문 합병증 중에는 근염(myoglobulinuria, CK 상승, 특히 인플루엔자 B때 열 5~7일 후), 심근염, 심낭염, 기앵바래(Guillain-Barré) 증후군, 횡단척수염(transverse myelitis), 뇌염, 라이(Reye) 증후군 등이 있다.

1918년과는 비교할 수 없는 합병증의 치료

1918년 대유행 인플루엔자는 유례 없이 많은 희생자를 초래했다. 이는 원인 바이러스의 독성 탓도 있으나, 그 당시의 의학 수준을 고려할 때 적절한 치료가 이루어지지 못하였기 때문일 것이다. 또한 당시가 세계 대전 중이었기 때문에 환자의 치료뿐 아니라 적절한 재활과 회복을 도울 수 있는 사회 기능이 전무했을 가능성이 높다. 반면 오늘날 우리는 치료제인 항바이러스제뿐 아니라 증상 치료와 심각한 합병증의 집중적 치료를 위한 중환자 의학의 발전으로 여러 가지 항생제와 인공호흡기를 사용할 수도 있다. 그러므로 똑같은 바이러스가 똑같은 상황(면역력이 없는 사람들에게 집단적으로 감염 발생)에서 다시 찾아오더라도 더 많은 사람들의 생명을 구해 낼 수 있을 것이라고 생각한다. 그러나 개인의 입장에서는 오늘날도 감염병은 똑같은 방식으로 전파되고 똑같은 방식으로 합병증과 사상자를 초래한다는 점을 명심하고, 감염되지 않도록 자신의 평소 건강관리를 잘하고 개인 위생에 신경을 써야 한다.

항바이러스제의 예방적 사용이 효과적인가?

예방적 투여의 적절한 예는 계절인플루엔자 발생 고위험군 연령이나 질환이 있는 사람이 예방접종의 적응증이 되지만, 사정상 받지 못한 상태에서 유행 지역에 거주할 때는 낮은 용량으로 약제를 유행 기간 동안 계속 복용하는 것이 좋다. 타미플루에 한해서 그러한 용도의 사용 효과가 공인되었다. 이런 지침을 허용하는 것은 고위험군이라면 대부분은 예방접종이라는 합리적인 예방법을 선택할 수 있기 때문이다. 즉, 그러한 합리적이고 널리 제공되는 예방법에서 예외가 된 소수의 사람만을 대상으로 좁혀서 허용하는 것이 적절한 예방적 사용이다. 타미플루에 한해, 그러한 잠재적 노출 상황에서의 빠른 치료 개념에 가까운 예방 효과를 인정받은 바 있다. 이 약은 근원적으로 예방적 효과가 있는 것이 아니라 치료제이기 때문에 빠른 치료 개념으로 이해해야 할 것이다.

　그러나 예방접종이 아직 모든 일반인에게 행해지지 않은 신종인플루엔자의 대유행 상황에서는 이러한 지침을 모든 고위험군을 대상으로 시행할 수는 없다. 계절인플루엔자의 예방 지침을 확대 적용한다면 모든 고령자와 만성질환자들에게 타미플루 살포에 가까운 예방적 치료를 강행해야 하는데, 그럴 경우 예방의 유익보다는 약제 부작용과 내성 유도 등의 부정적인 문제가 더 커질 가능성이 높기 때문에 권하지는 않는다. 또한 이미 지역 사회 내에서 감염된 사람들이 폭발적으로 많아지면 예방적 투여를 해야 하는 조건의 접촉 기회가 폭발적으로 늘어날 것이고 또한 접촉한 모든 사람을 증상이 발생하기 전에 치료하는 것 자체가 불가능하므로 발현된 증상에 따라 의심되는 사람들을(역학적 진단) 신속히 치료하는 것만을 권하게 된다.

　지나친 염려 때문에 항바이러스제를 예방적으로 투여하기를 희망하는 사람에게 처방을 해야 한다면 언제까지 복용하게 할 것인지 결정할 수 없으므로 가급적 처방을 하지 않는 편이 좋다. 많은 사람들이 걱정하는 감염자와의 접촉은 이미 수도 없이 많이 발생할 것이기 때문이고 유행 기간의 노출이 제법 긴 기간이 될 것이기 때문이다.

　바이러스 치료제는 감염이 없는 사람에게 미리 써서 면역력이 좋아지는 등의 효과가 전혀 없다. 따라서 접촉을 했다고 하더라도 증상이 발현하지 않는 대부분의 건강한 사람들에게는 권하지 않는다. 물론 증상이 없는 사람 중에는 자신도 모르게 감염을 가볍게 앓게 되는 사람들이 있게 마련이지만, 어차피 합병증이 발생하지 않는다면 항바이러스제 투약 없이도 분명히 좋아질 것이기 때문에 역시 예방적 사용을 권고하지 않는다. 그 대신, 접촉 이후 전형적인 증상이 시작되면 가급적 신속히 투약을 하는 것이 효과적이다.

도래하는 인플루엔자의 항바이러스 내성 시대

흔하지는 않지만 항바이러스제를 사용할 때에도 바이러스 치료가 실패하는 경우가 있는데 그중 일부는 바이러스의 항바이러스 약제에 대한 내성이 그 이유가 된다. 우리가 항생제라고 통칭하는 모든 항균제의 경우와 마찬가지로 내성의 발생은 항바이러스제의 사용 빈도와 기간에 비례한다.

내성이라는 말은 엄밀히 말해 '바이러스의 항바이러스 약제에 대한 내성 또는 저항성'이라고 표현할 수 있다. 의학 전공자가 아니라면(심지어 의학 전공자라도 다른 분야의 전공자일수록) 내성이 무엇을 의미하는지 잘 이해할 수 없기 때문에 약을 잘못 먹으면 내성이 생겨서 다시 그 약을 쓸 때 그 사람에게 쓸 수 없는 것으로 오해하기 쉽다. 하지만 그 점을 간단히 설명하자면 다음과 같다. 먼저 내성을 이야기할 때는 미생물 병원균(바이러스; V), 숙주(사람; H), 치료 약제(항바이러스제; D)라는 3요소를 이야기해야 한다. 즉, 태초부터 우주에는 3가지 존재가 있었다.

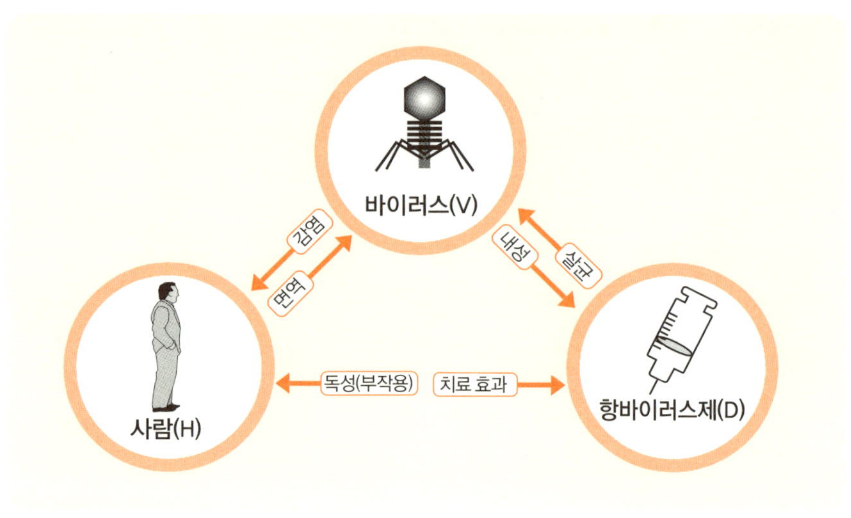

☀ 바이러스 대 사람

여기서 공격은 바이러스가 시작하였다. 이 미물들도 신의 피조물이기 때문에 지구에서 같이 살겠다고 사람을 자기들의 숙주로 삼아 생존하려는 행동이 다름 아닌 감염이다. 그러나 태초로부터 아무런 무기가 없지만 사람들도 그대로 당할 수 없기 때문에 가지게 된 것이 바로 면역(바이러스에 대한 사람의 저항력)이다. 즉, 이 미생물의 공격에 대해서 자신을 잃지 않고 생존할 수 있었던 사람은 고유한 면역을 획득해서 다음번에 다시 이 미생물이 공격을 해 오더라도 막아 낼 수 있게 된다. 그것이 곧 면역이다. 면역(immunity)이란 죄나 국가의 의무를 면해 준다는 뜻도 가지고 있는데, 이는 과거로부터 오랫동안 인류는 '병이 낫는 것을 절대자로부터 죄나 그의 결과로 얻은 부역을 용서받고 면제받음'으로 이해했기 때문이다.

☼ 항바이러스제 대 바이러스

그러나 똑똑한 인류는 자신의 고유한 면역 외에도 바이러스를 잡을 만한 무기를 개발하였다. 최근 몇 십 년은 오랜 인류 역사에 비할 때 찰나에 가까운 것이지만, 그 기간에 드디어 사람만이 아니라 바이러스를 공격할 수 있는 약제도 바이러스의 적으로 등장한 것이다. 여기서 항바이러스제(치료 약제)는 바이러스를 살균하고 바이러스는 여기에 대해서 살아보려고 내성(항바이러스제 내성)을 획득하게 된다. 내성이란 바이러스의 약물에 대한 저항성을 말하는 것이고 이 또한 바이러스가 돌연변이를 통해 획득하게 되는 것이다. 대부분의 항바이러스 약제는 바이러스의 특정 부위를 공격하는데, 바이러스가 그러한 공격에 노출되면 돌연변이에 의해서 우연히 바이러스의 공격을 덜 받거나 피할 수 있는 구조로 변이하게 된다. 바이러스는 지각이 없는 생물이므로 아무 생각 없이 번식만 하게 되어 있기 때문에 우연히 그러한 특성을 획득한 바이러스 주(strain)는 증식을 하게 되고 그렇지 못한 바이러스 주는 도태하게 된다. 내성을 초래하는 요인은 바이러스와 약물의 관계이기 때문에 그 약물이 한 지역 사회에서 얼마나 많이 그리고 지속적으로 쓰이는가에 비례한다.

☼ 항바이러스제 대 사람

그러나 이런 기적의 명약들도 오랫동안 널리 쓰다 보면 부작용도 많이 생긴다. 이 약제의 순기능이 바이러스 살균을 통한 치료 효과라면 역기능은 약제의 독성으로 인한 여러 가지 이상 반응들이다. 가령 항바이러스제의 경우는 구토와 설사, 신경학적인 이상 등이 여기에 해당한다. 그러나 많은 사람들의 오해와는 달리 내성의 문제는 발생하지 않는다. 내성은 바이러스와 항바이러스제 사이의 관계이며, 오남용의 결과로 지역 사회에서 벌어지는 현상이지 사람과 약물 사이에 나타나는 현상이 아니기 때문이다. 즉 바이러스가 돌연변이로 약에 대한 내성을 만들 수 있을 뿐이지, 사람의 몸 자체가 약을 쓸수록 거부하게 되는 현상은 아직까지는 관찰되지 않고 있다. 그렇기 때문에 한 번 타미플루 등의 약물 치료를 받은 사람이 또 다른 종류의 인플루엔자에 걸릴 때 또 같은 약을 쓸 수 있는가에 대한 답변은 '그렇다' 이다.

전 세계적으로는 2009년 9월 24일까지 28건의 항바이러스제 내성 신종 인플루엔자 바이러스가 발견되어 WHO에 보고되었다. 그중 절반인 12건은 예방 차원에서 타미플루 등의 항바이러스제를 복용했던 환자들이고, 6건은 치료 반응이 나빠서 치료가 지연되었던 심한 면역 저하자였다고 한다. 그렇기 때문에 항바이러스제의 불필요한 예방적 사용이 얼마나 해로울 수 있는가를 알아야 한다. 항바이러스제의 오·남용은 직접적으로 그 행위로 바이러스의 내성을 유도할 수도 있지만, 감염이 없는 사람이 불필요하게 사용할 경우에는 감염이 되더라도 항바이러스제에 내성이 있는 바이러스만 감염되도록 환경을 만들어 주는 부정적 효과가 있게 된다.

세계보건기구(WHO)나 우리나라 보건 당국도 더 많은 사람들이 항바이러스제를 사용함으로써 내성 바이러스가 더 발생될 것으로 예상하고 있고, 그들은 실험실 네트워크를 통해 내성 바이러스로 의심되는 증례들에 대한 보고를 받고 있다고 한다.

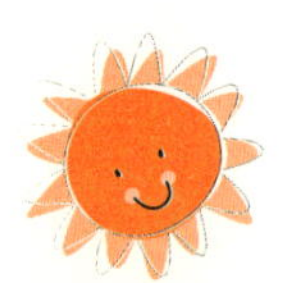

"신종인플루엔자"의 대란으로부터
모두가 안전하게 벗어나기

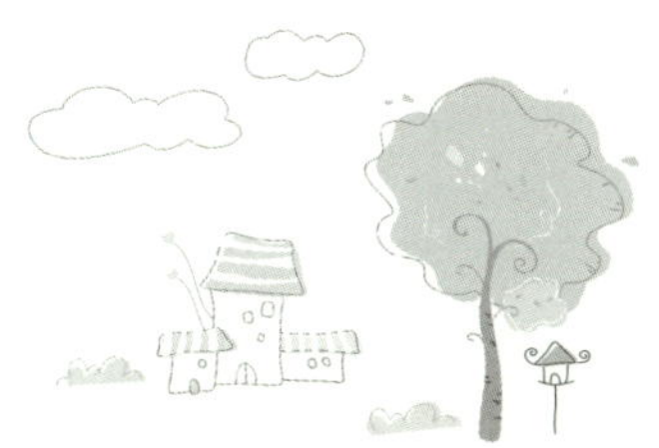

"신종인플루엔자"의 대란으로부터 모두가 안전하게 벗어나기

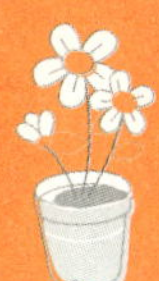

계절인 플루엔자 예방접종이 도움이 될 것인가?

인플루엔자 예방접종은 인플루엔자 바이러스를 약화시켜 인체에 접종하므로 바이러스에 대한 인체 내의 면역(항체 형성)을 인위적으로 이끌어 내는 방법이다. 종류에 따라서는 비강 흡인용 약독화된 생바이러스 백신도 있지만, 대부분 우리나라에 유통되는 주사용 예방접종은 생존력이 있는 생바이러스 백신이 아니고 사균 백신 또는 일부 성분의 백신이다. 또한 예방접종에 사용되는 바이러스의 종류에 따라 다른 종류의 항체가 형성되기도 한다. 매년 유행하는 계절인플루엔자에 대한 예방접종은 당연히 계절인플루엔자 바이러스에 대한 항체만을 유도하게 되므로 신종인플루엔자에 대해서는 예방 효과가 없다. 최근 외국의 한 연구에 의하면 계절인플루엔자 예방접종은 신종인플루엔자에 대한 항체를 만들어 내지는 못한다고 한다.

따라서 계절인플루엔자 예방접종은 계절인플루엔자의 예방만을 위한 목적으로 사용해야 한다.

열려라 세사미! 신종인플루엔자 예방접종

이번 신종인플루엔자의 대유행은 결국 세계 각 보건 당국의 성공적인 방역의 노력으로 피해를 최소화하면서 시간만 잘 끌어 준다면, 감염 확산의 속도가 지연되면서 큰 피해 없이 마치 계절인플루엔자처럼 서서히 감염이 되어 많은 사람들이 자연 면역을 획득하게 되면 해결되는 것이다. 그러나 그러한 자연스러운 대처를 한다는 것 자체도 엄청난 노력과 비용이 드는 일이고 사회적 기능 마비와 경제적 손실을 감수해야 하는 일이다. 반면 가장 이상적인 것은 고위험군과 주된 감염 경로에 있는 사람들에게 대유행 바이러스 주의 예방접종을 시행하는 것이다. 그러나 이 예방접종을 두고도 일반 국민들 사이에 근거 없는 여러 괴소문도 있었고 한편에서는 다른 사람들보다 먼저 받는 방법은 없는지 문의하는 분들도 많아지고 있다. 당장 나 자신도 받았지만 2009년 11월 11일부터 시행하고 있는 학교 예방접종에 우리 아이들도 받도록 동의서를 작성하였다.

매년 적응증에 해당되는 사람들이 접종을 받는 계절인플루엔자 예방접종도 3상 임상 연구까지의 독성, 효과, 안전성에 대한 검증을 마친 상태에서 출시된다. 그러나 출시 후 예기치 못한 이상 반응이 얼마나 존재하는지를 조사하는 '출시 후 조사'까지는 마쳐지지 않은 상태에서 사용된다. 이번 예방접종도 그러한 과정을 똑같이 거쳤을 것이기 때문에 안전성에 대해서 계절인플루엔자 예방접종과 다를 것은 없다고 생각한다. 오히려 포함되어 있는 바이러스의 불활성화 항원이 3개가 아니라 1개만 있기 때문에 더 안전할 것이라는 주장도 있다. 과거 1970년대 미국에서 돼지독감이 유행하였을 때 긴급하게 제조해서 주민들에게 일률적으로 접종을 하였을 때 기앵바래증후군과 같은 이상 반응이 나왔던 사례가 있는데, 당시에는 고유한 오염 물질이 원인이었기 때문에 이번 예방접종의 안전성을 의심해야 하는 근거가 되지는 못한다. 이 예방접종의 안전성에 대해서는 기존의 계절인플루엔자 예방접종과 똑같이 보고 동일한 주의 사항을 기억하면 될 것이다. 가령 심각한 알레르기를 경험하였거나 심혈관계 질환이 있는 고령자들이 전신 상태가 나쁘거나 고열이 날 때는 접종을 피해야 한다. 열 자체가 예방접종의 금기이거나 상호 작용이 있어서가 아니라, 이미 가지고 있는 열 때문에 예방접종의 고유한 이상 반응을 잘 인식하지 못할 수 있기에 그러한 주의 사항을 요구하는 것이다.

예방접종의 우선순위는 그 나라 보건 당국이 결정하는 것이다. 그런 면에서 나는 우리나라 정부가 결정하는 결정을 잘 신뢰할 수 있어야 한다고 생각한다. 우리 보건 당국이 미국이나 다른 OECD 국가 보건 당국의 지침을 그대로 따른다고 해서 그 나라에서 유효한 전략이 우리나라에서 유효할지는 어차피 불분명하기 때문이다. 결국 보건 당국은 의학적으로 취약한 고위험군을 보호하고 확산을 가장 효과적으로 막을 수 있는 전략을 전문가 집단, 예를 들어 대한감염학회나 한국소아감염병학회 등과 논의하여 결정해야 하는 것이고, 사실 다른 나라와 크게 형편이 다르지는 않은 편이다. 가령 의료진의 우선 접종은 의료진의 건강보다는 환자에게 감염 전파를 막고 의료 기관 종사자들의 결근을 막는 것이 주된 목적이다. 합병증 발생의 고위험군이 아님에도 초·중·고등학생을 우선 접종군으로 분류한 것도 보건 당국이 우리나라의 고유 상황 판단을 근거로 결정할 수 있다고 생각하지만, 학생들의 예방접종과 신속한 경험 치료를 행함으로써 빠른 시일 내에 성공적인 방역이 될 것이라고만 낙관하는 것은 위험할 수도 있다고 생각한다. 아무도 정확하게 예측하기 어려운 이번 유행에 있어서 신중한 장기전을 준비하는 것도 필요한 자세라고 생각한다.

의료인들과 방역 요원이 신종인플루엔자 예방접종의 1순위가 된 배경

의료진과 방역 요원의 예방접종에 대해 생각해 보자. 우리 같은 의료진 (보건 근무자)은 매년 계절인플루엔자 백신을 맞아야 한다. 나이가 고위험군이 아니고 인플루엔자 자체로 자신이 고위험 합병증에 걸릴 가능성이 거의 없는 사람이 매년 다른 사람을 위해서 예방접종을 받는 것이다. 올해의 경우에는 신종인플루엔자 때문에 전국적으로 공포가 있어서 서로 예방접종을 받으려고 하지만, 예년 같으면 맞아야 할 사람들조차도 잘 인식이 되지 않아서 받지 않고 있는 상황에서, 매년 받는 것이 과연 나에게는 항상 유익만 있는 것인지 생각해 보게 된다. 남자 의사 기준으로 그가 한 번도 재수나 유급을 하지 않고 의과 대학교를 졸업해서 의업을 시작한다면 대략 26세부터 자신이 청진기를 놓을 나이까지 매년 인플루엔자 예방접종을 받아야 한다. 즉 일반 사람들이 50세부터 받게 되는 예방접종보다 23번이나 더 받아야 하는 것이다. 이 주사약도 여러 가지 첨가물이 있어서 무조건 많이 받는 것이 좋은 것이 아니라고 가정한다면 불편한 진실이 아닐 수 없다. 실제로 다른 사람의 건강을 위하여 강요되는 예방접종이라는 사실 때문에 미국의 경우는 접종률이 항상 60~70%에도 미치지 않는다고 한다.

이번 신종인플루엔자 예방접종 때도 동료 의사들 가운데서도 근거 없는 불안감이 확산되었다. 미국의 경우는 의사들이 자진해서 받지 않으려고 해서 일부 주에서는 강제로 접종하는 방안도 논의되었다고 한다. 그러나 우리 병원의 경우, 최종적으로 이번 신종인플루엔자 예방접종을 95~97%의 직원들에게 거의 완벽하게 실시하였다. 이러한 우리나라 의료진들의 솔선은 참으로 고마운 것이다. 그러나 실무자로서 모든 직원들에게 드문 이상 반응 가능성을 솔직하게 언급하면서도 의료진들이 스스로 솔선해서 받을 수 있도록 자발적인 동의를 이끌어 내도록 노력했다. 우리나라는 언론을 통한 사회적 감시 기능이 어쩌면 미국보다 뛰어나기 때문에 국가가 국민들의 건강을 위해서 방역 요원과 의료진이 먼저 예방접종을 받도록 지시한 이상, 이를 따르지 않은 상태에서 벌어질 수 있는 모든 문제는 국민들 앞에 노출이 되고 의료인 개인으로서 책임을 져야 한다는 사실이 우리 마음을 무겁게 했었다. 나는 전공자로서 그 점을 느끼면서 일하려고 했다. 이왕 우리가 가장 먼저 이 예방접종을 받게 된 이상 의료진 스스로가 국민을 위해 이 예방주사의 시판 후 안전성에 대한 조사 대상이 되어 주어야 한다는 생각도 하였다. 물론 앞서 언급한 바와 같이 주사 약제에 대한 안전성은 기존의 계절인플루엔자 예방접종과 동일하다는 것을 '이론적으로는' 확실히 알고 있었기 때문이기도 하다.

대유행 신종인플루엔자 예방접종은 어떻게 만들어지고 공급되었을까?

사람들에게 신종인플루엔자에 대한 면역이 생기게 할 수 있는 새로운 인플루엔자 예방접종을 만들려면 처음 대유행 바이러스가 확인된 후 5~6개월가량이 소요된다. 2009년 대유행 신종인플루엔자 A(H1N1) 바이러스가 2009년 4월 말에 확인되었으므로 아무리 빨라도 9~10월이 넘어야 예방접종 대상자에게 투여될 수 있는 것이다. 우리나라는 보건 당국에서 정한 우선순위에 따라 처음 예방접종을 받은 의료진이 2009년 10월 27일에 받았고, 이어 11월 11일부터 각급 학교에서 접종이 시작되었으므로 늦은 편은 아니라고 할 수 있다.

　대부분의 예방접종은 바이러스를 배양할 때 무균 무정란을 사용한다. 일부 회사는 세포 배양 기술을 이용하기도 한다. 현재 전 세계적으로는 약 20개의 제약 회사들이 계절인플루엔자 예방접종을 생산하고 있고 따라서 신종인플루엔자 예방접종도 대부분 이들이 생산하고 있다. 세계보건기구(WHO)에 따르면 최대로 49억의 인구가 받을 수 있는 예방접종이 12개월 이내 생산이 가능하다고 하였지만, 실제로는 10~20억에게 돌아갈 정도의 양이 될 가능성이 높고 따라서 전 세계의 예방접종이 필요한 모든 사람들에게 골고루 혜택이 돌아갈지는 의문이 생긴다. 현재 우리나라에서 폐렴사슬알균이나 A형 간염 예방접종이 잘 공급되지 않는 것도 대부분의 예방접종을 생산하는 제약 회사들이 생산 라인에서 신종인플루엔자와 계절인플루엔자 예방접종을 생산하는 데 우선순위를 두고 있기 때문이다. 전 세계에서 전체 예방접종 생산 공장의 70%는 북아메리카와 유럽에 있으나 우리나라를 포함하여 호주, 중국, 일본도 자체적으로 예방접종을 생산하는 기술과 시설을 확보하기 시작했다. 세계보건기구(WHO) 사무총장은 인플루엔자 예방접종이 모든 국가에게 공평하게 공급되고, 적절하게 사용할 수 있도록 국제적인 연대를 요구하였다. 또한 세계보건기구(WHO)는 제조 회사가 기부나 개발도상국들이 감당할 수 있는 가격 정책을 통해서 그들을 지원하도록 촉구하였다.

없어서 못 맞는 폐렴사슬알균(폐렴구균) 백신(23-PPV)이 정말로 필요한 사람들

폐렴사슬알균[16]은 병원이 아닌 일반 지역 사회에서 발생하는 폐렴(CAP; 쉽게 말해 그냥 일반적으로 걸리는 폐렴)의 가장 흔한 원인 균이고, 이번 신종인플루엔자의 합병증으로 발생하는 세균성 폐렴의 가장 중요한 원인으로 알려져 있다. 따라서 과거로부터도 이미 인플루엔자의 위험군 나이나 질환이 있는 사람은 폐렴사슬알균 예방접종을 받도록 권고를 받아 왔다. 특히 신종인플루엔자의 고위험군인 경우, 이 예방접종을 같이 받는 것이 좋겠다는 일부 전문가들의 견해가 있었고, 이후 고위험군이 아닌 사람들까지도 폐렴사슬알균 예방접종에 대한 관심이 증폭되어 앞 다투어 받다 보니 이제는 접종을 받고 싶어도 받을 수 없는 희귀 약품이 되었다. 폐렴사슬알균 예방접종은 65세 이상의 어른에게 권장되고 있으며, 65세 미만이라도 각종 만성질환자, 무비증(태어날 때부터 비장이 없는 선천성 질환) 환자, 면역 저하자의 경우 접종이 권장되고 있다. 대한감염학회는 2007년 국민들을 위한 예방접종 지침을 소개하면서 다시 한 번 강조한 바 있다.

---

16) 과거 폐렴구균 또는 폐렴연쇄구균이라고 하였으나, 의학 용어가 쉬운 우리말로 바뀌면서 사슬 모양의 균이라고 하여 폐렴사슬알균으로 바뀌었다.

표 | 폐렴사슬알균 예방접종(23-PPV)의 대상자

폐렴사슬알균 예방접종(23-PPV)의 대상자
1. 65세 이상의 성인
2. 각종 만성질환자
3. 무비증 환자(비장 수술 등으로 비장이 없는 사람)
4. 면역 저하자

　원래 학회 차원에서는 예방접종의 대상이 되는 고위험군 환자들에게 적절한 예방접종을 하는 것이 그 병으로 인한 사망과 관련된 의료비용을 줄여 줌으로 공중 보건에 기여할 것이라고 판단해서 이를 적극적으로 홍보하고 알릴 계획이었다고 들었다. 그러나 신종인플루엔자로 인한 막연한 공포감이 확산되면서 예방접종의 대상자가 아닌 사람들까지도 예방접종을 찾는 희한한 현상이 초래되어, 이런 시점에 과연 구할 수도 없는 예방접종을 장려하는 것이 옳은가를 고민하는 상황에 봉착하였다.

　폐렴사슬알균 예방접종의 대상이 되는 환자들은 신종을 포함한 모든 계절인플루엔자의 합병증 발생 고위험군과 거의 비슷하기 때문에, 일반적인 폐렴사슬알균 예방접종의 대상이 되는 경우 당연히 예방접종을 받는 것이 두 가지 질병 모두를 위해 안전할 것이다. 단, 임산부는 인플루엔자 예방접종의 대상이 되기는 하지만 폐렴사슬알균 예방접종의 대상은 아니다. 그러나 대상이 되지 않는 건강한 성인이 신종인플루엔자에 대한 두려움으로 폐렴사슬알균 백신을 접종받는다는 것은 의학적으로도 근거가 희박하며, 더구나 백신이 부족하여 문제가 되는 상황에서는 더 필요한 분들을 위해서 양보하고 피하는 것이 좋을 것이라고 생각한다.

그러나 우리나라 예방접종은 비급여(건강보험 적용 외의 항목, 즉 본인이 100%부담) 항목인 만큼, 누구든 자신이 의사에게 처방을 요청하여 본인 부담으로 하고자할 때 이를 강제로 막을 수 있는 방법은 현실적으로 없다. 또한, 의학적인 전문 지식이 없는 일반인들이 자신의 건강을 위해 1%라도 이로운 행동을 하기 위해서 다른 사람들에게 그 이상 효과가 있을 행동의 기회를 독점하는 행동을 비윤리적이라고 비난할 수도 없을 것이다.

그러나 나는 감염 내과 의사로서 어째서 그간 폐렴사슬알균 백신을 맞을 수 있는 기회가 많이 있었음에도 맞지 않았는지를 이야기함으로 비위험군 사람들이 불필요한 예방접종을 위해 사람들이 줄 서기를 하지 않았으면 한다. 먼저 예방접종이란 단 한 가지 구체적인 원인 균을 겨냥한 구체적인 예방의 수단이지, 이 예방접종을 통해 보편적인 면역력이 좋아지는 것이 아니다. 쉽게 설명하면 예방접종을 받아서 더 건강해지고, 하다못해 감기라도 덜 걸리게 되는 것이 아니라는 것이다. 특히 스스로 느낄 수 있는 어떠한 종류의 건강한 느낌이나 체력이 좋아진 느낌을 체험하게 될 가능성은 전혀 없다.

게다가 위험이 전혀 없는 사람이 이 예방접종을 받음으로써 특정한 유익을 받게 될 가능성은 매우 낮다. 폐렴의 원인 균이 밝혀지는 경우는 전체 폐렴의 38.3%가량만 될 정도로 아직도 이 병은 그 정체가 뚜렷이 밝혀지지 않았다. 그러나 원인 균을 증명할 수 있었던 사례에 한해 조사했을 때 저자를 포함한 우리나라 연구가의 연구 결과에 의하면 가장 흔한 균(약 21.7%)이 폐렴사슬알균이었다는 점이다[17]. 그러므로 폐렴사슬알균에 대한 예방을 한다고 하더라도 모든 폐렴이 다 예방이 되는 것은 아니다. 정확하게는 폐렴에 걸릴 사람의 21.7%(약 1/5) 정도가 예방이 될 것이라는 것이다. 또한 예방접종을 하였을 때에는 그 예방 효과(통상은 관련 항체가 생성되는지를 두고 평가한다)가 100%가 되는 것도 아니다. 폐렴사슬알균 예방접종의 경우는 약 70% 정도 유효한 예방 효과가 나타난다고 알려져 있다[18]. 예방접종이란 미생물의 일부 물질을 사람에게 투여하여 면역 반응을 유발하는 일종의 자극 실험이기 때문에 그 효과는 역설적으로 예방접종이 덜 필요한 젊은 사람일수록 더 높고, 정작 더 필요한 고령자의 경우 나이가 많을수록 그 효과가 떨어지는 것으로 연구, 보고되었다. 논리적으로 비약이 있을 수 있겠지만 폐렴에 걸릴 위험에 처한 사람에게 폐렴사슬알균 예방접종을 투여한다면, 실제로 그 사람의 폐렴이 예방될 가능성은 최소한 21.7% x 70%, 즉 15.19%이다. 물론 나이에 따라 그보다 못하고, 지역 사회에서 다른 종류의 폐렴 원인 균이 많을 경우는 더더욱 못할 것이다.

---

17) 강재명, 우준희 등. 감염 2001;33:1~7
18) Hinman AR et al. Clin Infect Dis 2007;44:1532~1535

폐렴사슬알균 예방접종이 만능은 아니다.

1. 폐렴사슬알균 예방접종을 받으면 면역력이 더 좋아지는 것이 아니다.
2. 폐렴사슬알균 예방접종을 받으면 모든 호흡기 감염이나 폐렴을 예방할 수 있는 것이 아니다.
3. 폐렴 중에도 약 21.7%의 경우만 특별하게 예방할 수 있을 것이다.
4. 나이나 질환 여부에 따라서 예방접종의 효과도 감소하는 것이 일반적이다.

그렇다면 어째서 그렇게 효과가 미약한 예방접종을 고위험군에게 맞으라고 권하는 것일까? 첫째, 폐렴사슬알균 폐렴이 보통 사람이 쉽게 걸릴 수 있는 흔한 병은 아니지만, 원인이 밝혀진 폐렴 중에는 가장 흔한 균이고 고령이나 만성질환자와 같은 고위험군 사람들에게는 사망에까지 이를 수 있는 치명적인 질환이다. 하지만 그것은 마치 자동차 보험과도 같다고 할 수 있다. 개인이 보험을 들지 않아도 1년 동안 교통사고 없이 한 해를 무사히 보내는 사람들이 훨씬 더 많을 것이기 때문에 보험을 드는 것이 아깝다고 생각할 수 있다. 그러나 실제로 국가 전체로 본다면 교통사고는 엄연히 매년 엄청난 수의 사람들에게 발생하고 그로 인한 사람 치료비, 사고 처리 비용은 천문학적인 금액일 것이다. 만일 모든 사람들이 보험을 들지 않는다면 그러한 비용을 지불할 사람이 없을 것이다. 대략 전공자의 입장에서 폐렴사슬알균 고위험군들에게 투여하는 폐렴사슬알균의 유익은 다음의 요약과 같다. 환자들에게 이 예방접종의 유익을 설명할 때 나는 그것이 환자 스스로 체감할 수 있는 종류의 유익이 아니지만 그래도 충분히 가치가 있다는 것을 설명한다.

1. 더 중증(침습적) 폐렴사슬알균 폐렴의 빈도가 고위험군에서 감소하였다.
2. 예방접종의 유익은 항균제에 잘 듣는 폐렴뿐 아니라 항균제 내성 폐렴사슬알균 폐렴에서도 나타났다.
3. 어린이들의 폐렴사슬알균 폐렴 예방접종(7-PCV)으로 인해서 심지어는 성인들의 폐렴사슬알균 폐렴의 빈도까지 감소하는 효과가 있었다[19].

휴교의 유익은 무엇이며 누가 결정해야 하는가?

인플루엔자 대유행의 확산은 전 인구의 30% 이상이 감염될 때까지 피할 수 없다는 전통적인 의견이 있다. 그러나 그럼에도 불구하고 전파의 속도를 줄이기 위해서 지역의 특성에 따라 제한적으로 휴교령이나 대중이 모이는 행사를 취소하는 등의 조치를 하는 것은 필요할 수 있다. 휴교는 예방접종이나 약물도 전혀 없었던 1918년 대유행 때도 사망률을 줄이는 효과가 있었다고 한다[20]. 그러나 적절한 의료 체계가 있고, 치료약과 예방접종이 제공되는 시대 이후에도 여전히 그러한 물리적인 통제가 효과적인지에 대해서는 경험이 부족한 편이다. 또한 우리나라 정도의 인구 밀도와 학생들의 학원 문화, 여가 생활 등을 고려할 때에도 여전히 유익이 있는지 의학적으로 아무도 모른다고 해야 정확할 것이다.

19) KyawMH, Whitney CG et al. N Engl J Med 2006;354:1455~1463
20) Markel H et al. Nonpharmaceutical Interventions Implemented by US Cities During the 1918-1919 Influenza Pandemic. JAMA 2007;298:644~654.

드물게는 학생들 가운데서도 합병증이 발생하여 안타깝게도 사망에 이르는 병이지만, 전체적으로 볼 때 이 병은 거의 치사적인 병이라기보다 젊은 성인들과 학생들에게 급격하게 감염되어 사회 기능을 마비시키는 병이므로, 휴교를 통해 얻는 유익은 사망자를 줄이기 위해서라기보다는 학생들의 유병으로 인한 수업 결손을 막고 체계적인 학교 운영을 하기 위한 사회 · 경제적, 교육적 이득이라고 생각한다. 따라서 휴교의 규모와 기간은 그러한 목적을 겨냥하여 지역 자치 단체와 교육 당국이 함께 지역별로 결정해야 할 것으로 생각한다.

면역력을 증강시키는 법은?

언론 매체를 통해 면역력을 증가시킬 수 있는 방법들이 날마다 소개되고 있으나, 현재로서는 신종인플루엔자에 걸리지 않도록 해 줄 만큼 입증된 특효약은 없다. 따라서 무엇이 몸에 좋다고 돈을 많이 들여서 구입하는 것은 지혜롭지 못하다. 미국에서 시행된 일부 연구에 의하면 적은 양의 운동이라도 규칙적으로 시행한 쥐가 운동을 하지 않은 쥐보다 면역 세포가 증가되었다. 여러 가지 음식들이 면역력을 증가시킨다는 문구나 광고는 어렵지 않게 자주 볼 수 있다. 그러나 가장 좋은 음식은 제철 음식을 먹는 것으로, 이는 제철에 그 음식이 가장 많은 영양소를 갖고 있기 때문이다. 따라서 규칙적이고 건강한 일상을 영위하며, 정기적인 운동과 충분한 휴식과 영양을 섭취하는 것이 최선의 방법일 것이며, 혹시나 감염되지 않도록 개인위생에 힘쓰는 것 이상 어떤 명약이 또 있을까?

김치가 건강을 지켜 주는 우리 민족은 예외일 수 있는가?

김치를 먹기 때문에 신종인플루엔자에 걸리지 않는다는 주장은 연구를 통해 입증된 바가 없다. 우리가 김치를 먹기 때문에 안전할 것이라고 안심해서는 안 될 것이다. 1980년대의 에이즈, 2000년대 이후의 사스나 조류독감 때와 같은 여러 가지 전 세계적 감염병이 퍼질 때마다, 우리나라 사람들은 김치 때문에 면역이 강하다거나 여러 가지 건강식품이 좋다는 등의 이야기가 있지만, 과학적인 근거가 있다고는 할 수 없는 이야기들이다. 역사적으로 산전수전을 겪으면서 발전해 온 민족인 우리의 입장에서는 우리가 정신적으로 강한 만큼 신체적으로도 타고난 저력이 있을 것이라고 믿고 싶지만, 미생물의 입장에서는 한국인이라는 조건 때문에 다르게 반응해 주는 것이 아니라 사회, 문화적으로 우리나라 사람들이 가지고 있는 특성에 따라 반응할 뿐이다. 또한 우리가 모를 뿐 다른 민족들도 우리만큼 어려운 시절과 역경을 이겨 낸 경우가 많을 것이다.

물론 바이러스는 세균에 비해서 숙주 세포에 부착하여 일종의 기생을 하게 되기 때문에 숙주 세포의 미세한 단백 구조의 차이에 영향을 받는다.

그런 점에서 바이러스는 세균에 비해서 인종에 따른 차이가 나타날 수 있는 것이 사실이다. 그러나 최근 우리가 경험한 조류인플루엔자, 신종인플루엔자 등의 경험에서는 아직도 어떠한 구체적 근거도 발견된 바가 없다.

모을 수만 있다면 우리 가족을 위해서 항바이러스제를 비축해야 하는가?

개인이 항바이러스제를 비축하는 것은 결코 권장하지도 않거니와 그렇게 할 필요도 전혀 없다. 국제보건기구(WHO)도 의사나 다른 국가보건기관이 권장하지 않는 용도를 위해 항바이러제를 개인이 비축하는 것은 바람직하지 않다고 하였다. 이는 항바이러스제를 가지고 있다고 해도 치료를 해야 하는 단 한 번의 확실한 감염 상황을 제외한다면 긴 기간 동안 수많은 사람들에게 예방적으로 쓸 수 있는 명분과 유익이 전혀 없다는 의미이다. 약이란 양날을 가진 칼과 같아서 우리가 기대하는 효과만 가져오는 것이 아니다. 가령 어떤 약이든지 수십 일 동안 장기간 복용하려면 그만큼의 약물 이상 반응의 빈도가 눈에 띄게 증가하게 될 것이고, 그러한 이상 반응과 비용의 대가가 그 유익을 능가하게 된다.

앞서 제7장에서 언급한 바와 같이, 보통 계절인플루엔자는 예방접종이라는 보편적인 고위험군 보호 방법이 있기 때문에 그 보편적이고 안전한 예방법을 적용할 수 없는 소수의 고위험군 사람들에게는 계절인플루엔자가 가장 정점으로 유행하는 몇 주의 짧은 기간 동안만 예방적인 항바이러스제의 사용을 권한다. 반면 아직 예방접종이 널리 보급되기 전 단계인 신종인플루엔자는 계절인플루엔자와는 비교할 수도 없을 만큼 긴 기간 동안 유행을 하고 있고 예방접종을 받지 못한 사람들이 고위험군이 전부인 상황에서 유행 시기를 지내고 있다.

따라서 거듭 강조하지만, 계절인플루엔자에서 제한된 경우에 추천하는 항바이러스제의 예방적 사용과 달리 신종인플루엔자의 경우는 모든 고위험군이 예방접종을 받고 그 효과를 볼 수 있는 시기까지인 매우 오랜 기간 동안, 거의 전 국민적인 집단 처방을 해야 한다. 모든 약제의 이상 반응은 사용한 양과 기간에 비례한다고 볼 때, 약으로 인한 이상 반응 때문에 심각한 장애나 심지어는 사망하는 사람들이 발생할 가능성을 배제할 수 없다. 그러므로 그러한 예방적 치료가 정당하고 안전하다고 할 수는 없는 것이다. 이는 마치 말라리아가 유행하는 지역에 여행자들은 예방약을 먹지만 평생 사는 거주민들은 자기가 사는 나라에서 거주한다는 이유만으로 약을 평생 먹는 것의 유익을 논하기 어렵기 때문에 안 먹는 것과도 같다. 어느덧 신종인플루엔자로 인해서 우리는 유행 지역의 주민이 되었다는 사실을 잊지 말자.

WHO의 권고대로 예방적 목적의 항바이러스제 복용은 권장하지 않는다. 감염된 환자에게 노출이 되었거나, 중증 또는 합병증이 발생될 가능성이 높은 고위험군 사람들이라면 최선의 대책은 예방적 목적의 항바이러스제를 쓰지 않고 증상을 면밀히 관찰하는 것이다. 그리고 증상이 발생하였을 때 빠르게 항바이러스 치료를 받도록 하는 것이다.

표 | 예방적 항바이러스제의 사용

유익(효과)	질병(인플루엔자) 예방	
대가(위험)	약제로 인한 심각한 이상 반응 지역 사회 항바이러스제 내성의 증가 사회적 비용 증가	대가를 증가시키는 요인 더 많은 사람들에게 적용할수록 더 오랜 기간 동안 사용해야 할수록
	계절인플루엔자 때 예방적 항바이러스제 사용 : 유익 》 대가	
	신종인플루엔자 때 예방적 항바이러스제 사용 : 유익 《 대가	

묻지도 않고 따지지도 않고 오직 호흡기 예절과 손 위생을

모든 것이 불확실한 세상에서 신종인플루엔자를 예방하기 위해 개인은 어떤 노력을 할 수 있을까? 개인이 노력해서 재앙을 극복하는 데 도움이 될 만한 것은 손 씻기(hand hygiene)와 호흡기 예절(respiratory etiquettes, 또는 기침 예절이라고도 한다)이다. 이는 어떠한 종류의 비말(침방울) 감염 예방에도 효과적이므로 모두가 습관이 되도록 연습해야 한다. 손을 자주 씻는 이유는 대부분의 미생물이 아주 가까운 거리에서 침방울에 붙어 흡인되거나 주로는 손을 통해 눈, 코, 입으로 직접 들어오기 때문이다. 즉, 공공장소에서는 최대한 자주 손을 씻고 자신의 손을 마치 내 손이 아니라고 생각할 정도로 손으로 눈, 코, 입에 대는 것을 피한다. 기침을 할 때는 마스크를 쓰고 기침 후 반드시 손 씻기를 해야 하고 기침 때 손을 입에 대지 않도록 한다. 대신에 일회용 티슈나 차라리 옷소매에 대고 기침을 함으로써 다른 사람들에게도 침방울이 튀지 않게 할 뿐 아니라 오염된 내 손을 얼굴에 대는 것도 막을 수 있다.

 **손을 통해 감염되는 병을 줄이기 위해서 가져야 할 생각은:**
내 손은 내 손이 아니다, 내 손은 절대 얼굴에 대지 않는다.

최근 WHO가 추천한 손 씻기의 방법은 여섯 가지 동작으로 되어 있다. 손 소독제를 바른 후 1. 손바닥, 2. 손등과 손 갈퀴(손등 쪽에서 손가락으로 갈라지는 홈) 세로 방향으로 비비기, 3. 손깍지, 4. 손가락을 측면으로 보면 S자가 되도록 얽어 쥐고 가로 방향으로 손가락의 등을 비비기, 5. 엄지를 돌려서 닦기, 6. 손톱(손끝)으로 바닥을 돌리면서 닦기. 마치 체조의 기본 동작처럼 모든 사람들이 이를 익혀야 한다(앞 글자만 언급하면 "바-등-깍-가-엄-톱"이 된다). 실제로 많은 사람들이 손을 씻거나 소독할 때 쉽게 지나치는 것은 미생물이 가장 많이 오염되는 손가락의 끝, 지문 부위를 정작 씻지는 않는다는 것이다. 그저 손바닥만 열심히 닦는 것은 비누나 아까운 소독제만 낭비하는 것이 된다.

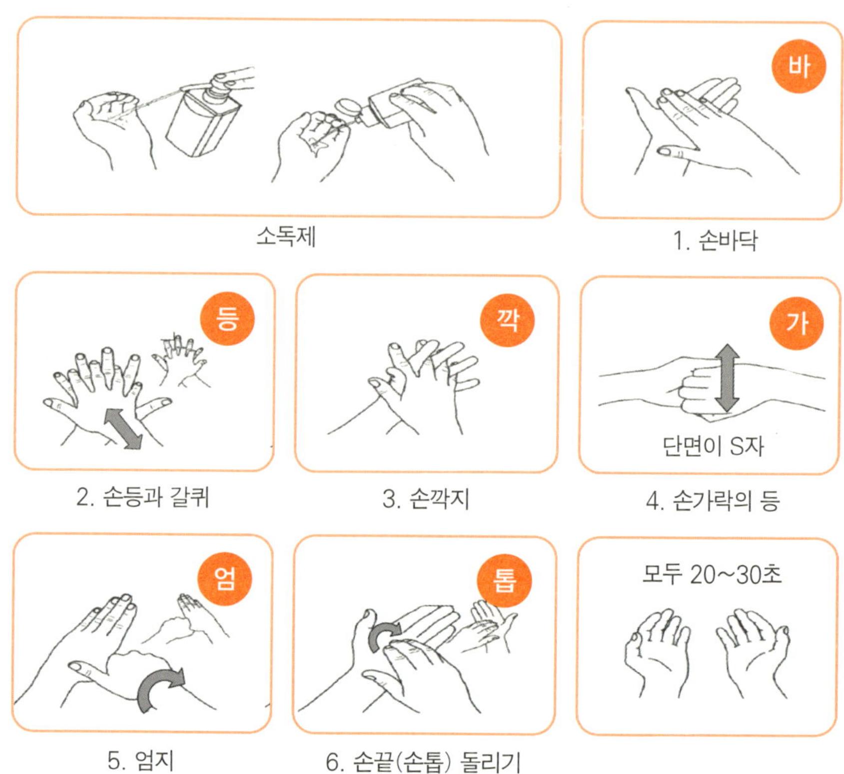

그림 | 세계보건기구(WHO) 손 위생 지침에서 소개한 손 씻기 방법(우리말 설명 추가)[21] (Pittet D 등)

21) Pittet D et al. The World Health Organization Guidelines on Hand Hygiene in Health Care and Their Consensus Recommendations. Infect Control Hosp Epidemiol 2009;30:611~622

우리가 앞으로 걱정해야 할 것들

바이러스 감염은 사람이 쉽게 예측하거나 대처할 수만은 없는 자연현상이다. 전혀 비슷하게라도 예측을 할 수 없었던 우리 같은 무익한 전공자나, 혹은 정부 보건 당국자에게 과연 얼마만큼의 책임을 물을 수 있을까? 경험 많은 임상 의사도 신종인플루엔자를 의심해야 하는 환자인지 아닌지를 구분하기 어렵고, 진단 검사를 해야 할지 말아야 할지도 판단하기 어려운 마당에 일선에서 전쟁 중 군의관처럼 환자를 돌보는 의사들의 전문적인 지식만을 타박할 수 있을까? 전공 분야의 최고 전문가들이 추천하는 표준적인 지침을 따랐음에도 환자가 상태가 나빠진다면 어떻게 해야 할 것인가? 드물게 발생하는 문제들의 불확실한 것은 여전히 불확실할 뿐이다. 그러나 우리나라 국민 대다수가 안전하게 이 환란을 넘어가기 위해 어떻게 대처해야 하는지에 대한 답이 없는 것은 아니라고 생각한다. 또한 보건 근무자들은 국민들이 막연하게 불안해하고 공포에 빠지지 않도록 정확한 정보를 제공해야 하는 사명이 있다고 생각한다.

과거 1918년과 같은 정도의 심각한 대유행은 아님에도 온 세계가 걱정을 해야 하는 진정한 이유는 이 바이러스가 새로운 바이러스로서 전파 속도가 매우 빠르기 때문에 이번 겨울에 노인이나 임산부, 어린이와 만성질환자와 같은 전통적인 인플루엔자 취약 고위험군에게 큰 타격을 입히지 않을까 하는 점 때문이다. 실제로 드물지만 상당히 병원성이 강한 형태의 합병증을 일으킨 사례들도 산발적으로 보고되고 있다. 또한 부적절한 항바이러스제의 오남용으로 인한 내성 확산과 많은 환자들의 동시 발생에 따라 초래되는 사회 · 경제적인 손실도 염려가 된다. 또한 이런 시기는 언젠가 종 간 장벽을 넘어올지 모르는 여러 가지 대유행 후보의 H5N1과 같은 고병원성 인플루엔자 바이러스들에게 큰 기회가 되고 있기 때문에, 자연계의 동물인플루엔자에 대한 감시도 꾸준히 지속되어야 할 것이다.

인플루엔자는 전체 인구의 30% 이상을 어떻게든 감염시켜서 집단적인 면역이 생길 때까지 대유행을 일으킬 것이고, 증상이 있는 감염자 외에도 증상이 없는(불현성인) 감염자들이 항상 더 많기 때문에 근원적인 격리도 쉽지 않을 것이다. 이런 상황에서 완벽한 대응이나 완벽한 격리를 할 수 없는 보건 당국이나 여러 분야의 공공시설, 심지어는 의료 기관을 신경질적으로 질타하기만 하는 것은 국민들을 더 불안하게 만드는 일이라고 생각한다. 학교나 병원, 산업 현장 등에서 적절한 사회 기능 보존을 위한 노력이 당국에 의해서 잘 이뤄지길 바랄 뿐이고 또한 고위험군과 학생들에게 효과적인 예방접종이 이뤄져서 대유행 바이러스의 감염 전파 속도와 심한 병을 일으키는 정도가 약화되기를 바랄 뿐이다. 그리고 한두 주 안에 끝날 문제는 아니므로 낙관론을 펴기보다는 최소한 내년이나 그 이후까지도 어느 정도의 여파가 지속될 것을 예상하고서 장기적으로 의료 기관과 보건 당국의 방역의 수준을 높이는 것이 중요하다고 생각한다.

부 록

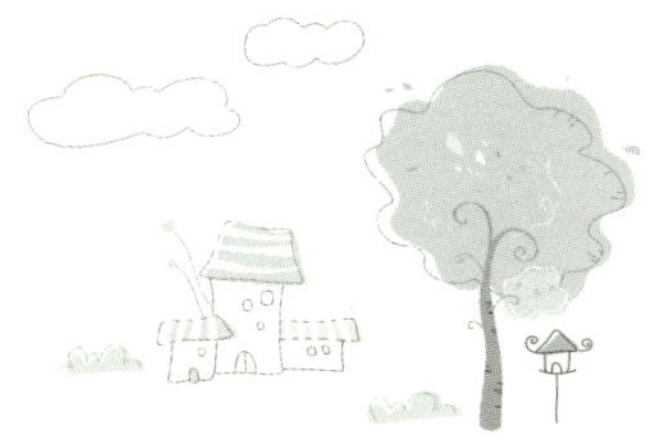

어른을 대상으로 한
예방접종

　이번 신종인플루엔자로 인해서 계절인플루엔자와 폐렴사슬알균, 그리고 올 초까지 유행했던 A형 간염의 예방접종이 동이 났을 때, 나는 지금 받을 수 있는 예방접종이라도 평소에 받아 두시라고 가족들과 지인들에게 조언을 했다. 어른이 된 이후 한 번도 예방접종을 받아 볼 기회가 없었지만, 감염병을 전공한 이후 A형 간염, 파상풍디프테리아(Td) 예방접종을 받게 되었다. 내가 스스로 하지 않고 나의 환자들에게 이를 요구할 수는 없기 때문이다. 심지어는 심심해서 혈액 검사를 해 보았더니 홍역, 풍진에 대해서는 틀림없이 면역이 있는데(즉, 어렸을 때 나도 모르게 앓았다는 뜻이다) 놀랍게도 유행성 이하선염(볼거리 ; mumps)에 대해서는 면역이 없었던 것이다. 그러니까 지금의 기성세대들이 어렸을 때 통상 다 앓았을 것이라고 생각해서 어른이 되면 면역이 있겠거니 싶은 병들도 사실은 앓지 않았기 때문에 자연 면역이 없는 병들이 많이 있다는 의미이다. 최근 창궐하였던 A형 간염의 경우가 그러한 적절한 예이다. 물론 예방접종이 모든 사람들에게 필

요한 것은 아니고 특별한 사람들에게만 필요한 것이다.

　사람들은 항상 평상시에 안전을 위해 권고되는 행동을 미리 하지 않는 대신 시급한 사태가 발생하면 그때서야 그것을 찾기 마련인데, 의학계에서도 2007년에 대한감염학회가 이미 어른들을 대상으로 필요한 예방접종을 아래의 표와 같이 제시하고 알리기 시작한 바 있다. 어린이들의 예방접종은 자녀의 건강을 걱정해서 챙겨 주는 모성 본능 덕분에 거의 90% 이상 완벽하게 이뤄지는 데 비해, 어른의 예방접종은 필요한 사람들 가운데서도 26~65%밖에 이뤄지지 않는다는 보고가 있다[22]. 어른과 청소년의 예방접종의 화두는 여기서 시작된다. 미국의 경우를 기준으로는 매년 예방접종으로 충분하게 예방이 가능한 질병의 발생이 만 명 이상이라고 한다. 예방접종은 각각의 효과를 보면 예방접종 도입 이전의 시절에는 매년 수만 명 이상의 목숨을 앗아 가던 병이 거의 100%에 가까운 예방 효과를 보여 주고 있다. 드물게 특이 체질인 사람들에게 이상 반응이 있고, 매우 드물지만 심각한 이상 반응도 있을 수 있지만 병 자체로 인한 사망보다는 명백하게 낮기 때문에 어떤 지역의 보건 당국도 이를 적극적으로 장려하는 것이다. 그리고 앞서 고위험군을 설명할 때 나이에 대한 언급을 하였지만, 어른의 예방접종은 전적으로 나이를 기준으로 위험을 평가하고 예방접종을 하도록 권고한다.

22) IDSA. Clin Infect Dis 2007;44:e104~e108

연령	종류	내용
만0~18세	대한소아청소년학회의 예방접종 지침을 따른다.	
19~39세	파상풍디프테리아(Td) / 백일해(Tdap)	기본 접종:10년마다 Td (한 번은 Td 대신 Tdap) (Tdap는 아직 국내 도입 안 됨)
	A형 간염	기본 접종:10대와 20대 따라잡기 접종: 30대까지
	사람유두종바이러스 (HPV)	기본 접종:26세 이전 여성 (서양보다는 비용 효과가 낮을 것이다)
	B형 간염	따라잡기 접종
	수두	따라잡기 접종, 여성은 4주 피임
	홍역, 풍진, 볼거리(MMR)	따라잡기 접종, 여성은 4주 피임
가임기 여성	풍진	모든 가임기 여성은 풍진항체 검사: 음성이면 따라잡기 접종, 여성은 4주 피임
임신부, 임신 예정여성	인플루엔자	기본 접종(비활성화 예방접종)
	수두항체 검사	항체 검사 후 음성이면 분만 후 따라잡기 접종
	풍진항체 검사	임신을 계획하는 여성은 풍진항체검사: 음성이면 따라잡기 접종, 여성은 4주 피임
	B형 간염 검사	임신을 계획하는 여성은 항체가 증명되지 않았으면 이전에 접종을 받았어도 항원, 항체 검사를 한다.
군인, 기숙사	수막알균 (아직 국내 도입 안 됨)	기본 접종:4가 결합 예방접종 (없으면 다당류 예방접종)
40~49세	파상풍디프테리아(Td) / 백일해(Tdap)	기본 접종:10년마다 Td (한 번은 Td 대신 Tdap) (Tdap는 아직 국내 도입 안됨)
	B형 간염	따라잡기 접종
50~60세	파상풍디프테리아(Td) / 백일해(Tdap)	기본 접종: 10년마다 Td (한 번은 Td 대신 Tdap) (Tdap는 아직 국내 도입 안됨)
	인플루엔자	기본접종: 유행 철 이전에
65세 이상	파상풍디프테리아(Td)	기본 접종: 10년마다 Td
	인플루엔자	기본 접종: 유행 철 이전에
	폐렴사슬알균(23-PPV)	기본 접종

(대한감염학회 홈페이지에서 얻은 접종 표의 일부를 보기 편리하게 정리한 것임)

이 표에서 추천하는 예방접종은 여러 나라의 보건 당국들이 보편적으로 추천하는 내용과 우리나라의 상황을 반영한 지침이 포함되어 있다. 단, 최근 A형 간염의 경우는 면역력이 없는 어른의 나이가 점점 많아지고 있기 때문에 여러 전문가들의 의견은 40세 초반이나 그 이상의 나이에서도 면역 여부를 항체 검사로 확인하고 '따라잡기 예방접종'이 필요하다고 생각한다. 기본 접종이란 해당하는 나이나 상황에서 필수적으로 예방접종을 해야 할 것들을 말하고, 따라잡기 접종이란 유년 시절이나 청소년 시절 추천되었던 예방접종을 받지 않았거나 받았음에도 충분한 면역이 없다는 것이 확인되어 다시 예방접종을 받는 것을 말한다.

계절인플루엔자 예방접종의 경우는 앞서 소개한 바와 같이 유행하는 3가지 아형을 겨냥한 3가지 예방접종이다. 흔히 그해에 유행하는 유행 주를 다음과 같이 표기한다. 이것을 보면 대변이에 의한 아형 변이는 없으나 소변이에 의한 가벼운 돌연변이가 한 가지 아형 내에서 발생한 것으로 확인할 수 있다. 해마다 유행하는 계절인플루엔자도 소변이에 의해서 미세한 차이가 있기 때문에 예방접종이 필요한 사람들은 매년 받아야 하는 것이다.

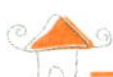 ## 2006~2007 유행 균 주:

A / Wisconsin / 67 / 2005(H1N1) − like virus

A / New Caledonia / 20/99(H3N2) − like virus

B / Malaysia / 2506 / 2004 − like antigen

(종 / 분리 장소 / 분리 번호 / 분리 연도(아형)

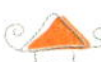 ## 2008~2009 유행 균 주:

A / Brisbane / 59 / 2007 (H1N1) − like,

A / Brisbane / 10 / 2007 (H3N2) − like,

B / Florida / 4 / 2006 − like antigens

(종 / 분리 장소 / 분리 번호 / 분리 연도(아형)

[FAQ] 신종인플루엔자 A(H1N1)에 관하여 흔히 하는 질문과 답변들

문 1 신종인플루엔자 A(H1N1) 바이러스란 무엇입니까?

답 1 인플루엔자 바이러스가 변이를 일으켜 생긴 과거에 없던 새로운 바이러스로서, 현재 전 세계적으로 사람에게 호흡기와 전신 감염을 일으키고 있는 새로운 인플루엔자 바이러스입니다. 과거 또는 현재 유행하는 계절인플루엔자와는 상관이 없습니다.

문 2 나는 혈액형이 B형인데 어째서 신종인플루엔자 A(H1N1) [또는 A형 신종독감 H1N1]에 걸릴 수 있나요?

답 2 인플루엔자에서 말하는 A형, B형은 바이러스의 종의 이름이고 사람의 혈액형과는 전혀 관계가 없습니다. 비슷한 예로 A형, B형 간염이 간염 바이러스의 종의 이름일 뿐 사람의 혈액형과 무관한 것과 같다고 할 수 있습니다.

문 3 신종인플루엔자 A(H1N1)는 사람 간에도 감염이 되나요?

답 3 세계보건기구(WHO)와 미국 질병통제예방센터(US-CDC)에 의하면, 사람 간 감염이 가능합니다. 특히 감염된 환자의 기침이나 재채기를 통해서 감염될 수 있습니다.

문 4 신종인플루엔자 A(H1N1)는 돼지나 다른 동물로부터 사람에게로 감염이 될 수 있나요?

답 4 돼지나 다른 동물들에 노출되어 신종인플루엔자에 감염된 사람 증례가 보고된 바는 없습니다. 이 바이러스의 기원을 두고 연구하다 보니 동물인플루엔자에서 유래했다는 증거는 있습니다. 유전자가 여러 가지 동물인플루엔자와 유사해서 돼지 · 조류 · 사람인플루엔자 바이러스 간에 유전자 재조합이 일어났던 것으로 추정되지만, 이 바이러스는 사람에게서 처음으로 발생하였던 사람인플루엔자 바이러스이기 때문에 동물로부터는 감염되지 않습니다. 따라서 돼지고기나 닭, 오리를 먹는 것이나 접촉하는 것은 전혀 문제되지 않습니다.

문 5 어떻게 신종인플루엔자 A(H1N1)에 감염될 수 있나요?

답 5 신종인플루엔자 바이러스는 일반 계절인플루엔자와 같이 쉽게 다른 사람에게 감염될 수 있습니다. 기침이나 재채기에 의해 발생되는 미세한 호흡기 비말(침방울 droplet)이 흡인되거나 손 등의 피부를 통해 이루어집니다.

문 6 내가 신종인플루엔자에 걸렸는지 어떻게 알 수 있나요?

답 6 검사 없이는 신종인플루엔자와 계절인플루엔자, 심지어는 일반 감기와도 구별할 수 없습니다. 진형적인 증상과 증세는 다르다고 하지만 매우 다양한 형태로 나타날 수 있기 때문에 필요한 경우에는(인플루엔자로 인한 위험이 높을 것이라고 예상하는 분들에 한해서) 확진 검사가 필요합니다.

문 7 신종인플루엔자 A(H1N1) 증상은 어떤가요?

답 7 일반적 계절인플루엔자 증상과 크게 다르지 않으며, 발열(37.8℃), 콧물, 목 아픔, 기침 등의 증상이 발생합니다. 사람들에 따라서는 오심, 무력감, 식욕 부진, 설사와 구토 증상이 함께 나타나기도 합니다.

문 8 신종인플루엔자 A(H1N1) 치료는 어떻게 하나요?

답 8 대한감염학회나 미국 질병통제예방센터(US-CDC)에서 권고한 사항을 들춰보면, 인플루엔자 치료제인 타미플루(oseltamivir)와 릴렌자(zanamivir)가 신종인플루엔자 A(H1N1) 치료제로 효과가 있다고 보고되었습니다. 하지만 모든 사람들에게 치료가 필요한 것은 아닙니다. 고위험군이 아니고 이미 증상이나 증세가 좋아지고 있는 분이라면 일부러 약을 찾을 필요는 없습니다.

1. 집에서 충분히 쉬고 출근이나 등교를 하지 않으며 사람 많은 곳의 출입을 피한다.

2. 충분히 수분 섭취를 한다.

3. 기침이나 재채기를 할 때는 반드시 코와 입을 일회용 티슈 등으로 가리고 하고, 사용한 휴지는 주변 환경을 오염시키지 않은 상태로 잘 처리한다.

4. 다른 사람이 주변에 있을 때는 침방울을 통한 감염 전파를 막고자 마스크를 착용한다.

5. 손은 되도록 자주 비누와 물 또는 알코올을 이용하여 씻는다.

6. 가능하다면 병원에 가서 전문가의 의견을 듣고 따른다.

7. 치료 중에도 숨이 차거나 호흡이 고르지 못하면서 열이 나고 전신 증상이 심해질 경우에는 합병증 여부를 확인하기 위해서 병원을 찾는다.

문 9 **신종인플루엔자 A(H1N1) 감염기는 얼마나 되나요?**

답 9 신종인플루엔자 A(H1N1) 증상 발현 후 7일까지 감염이 가능합니다. 어린이는 더 길어질 수도 있습니다.

문 10 **항바이러스제의 사용은 항상 검사 결과 이후에 해야 하는 것인가요?**

답 10 대한감염학회나 세계보건기구(WHO)는 치료의 적응증이 되는 사람이라면 처음 증상이 있은 후 가급적 48시간 내에 빠른 치료를 하도록 권고합니다. 이는 감염 초기에 효과적이라고 알려진 이 약제의 고유한 특성 때문에 검사 결과가 지연되더라도 의사가 강력하게 인플루엔자를 의심할 만한 병력과 진찰 소견이 있다면 즉각적인 투여를 권합니다. 특히 증상이 있는 고위험군 질환 환자일수록 더욱 그리해야 합니다.

문11 신종인플루엔자에 쓰이는 약들이 일반 계절인플루엔자에도 쓰일 수 있나요?

답11 현재 우리나라에서 구할 수 있는 약 가운데에는 두 가지 항바이러스제가 신종인플루엔자 치료에 사용되고 있습니다. 타미플루(oseltamivir)와 릴렌자(zanamivir)로 뉴라미니다아제라는 바이러스 단백질의 작용을 억제하는 역할을 하는 제제들입니다. 이 약제들은 이미 계절인플루엔자에 대한 치료제로 오랫동안 쓰어 왔던 약이므로 당연히 계절인플루엔자에도 쓸 수 있습니다. 이런 약제들을 쓸 수 있는지 여부는 신종인지 아닌지로 결정되는 것이 아니라 항바이러스제에 대한 내성이 있는가의 여부로 결정됩니다. 2009년 후반기 현재 상황으로는, 특별하게 내성이 문제되고 있지 않으므로 사용 가능합니다.

문12 신종인플루엔자 A(H1N1)를 막기 위해서 어떻게 해야 하나요?

답12 재채기나 기침을 할 경우에는 화장지로 입과 코를 가리고, 화장지를 버린 후 손을 깨끗하게 씻으십시오. 손을 자주 씻고, 손으로 눈 · 코 · 입을 만지는 것을 피하십시오. 발열이나 호흡기 증상 등이 있는 사람과의 접촉을 피하십시오. 감염이 된 사람은 다른 사람에게 감염 전파를 막기 위해, 기침이나 재채기를 할 때 자신의 입을 가려야 하고, 몸이 좋지 않은 경우 집에 있어야 하며, 그들의 손을 정기적으로 닦아야 하며, 가능하면 감염되지 않은 사람들로부터 일정 거리를 유지해야 합니다.

1. 손을 씻지 않은 상태로 눈과 코를 손으로 만지는 일은 피한다.

2. 알코올이 들어 있는 소독제나 물과 비누로 손을 철저히 씻는다.

3. 인플루엔자와 비슷한 증상이 있는 사람과 가까이 접촉하는 것을 피한다.

4. 사람들이 많이 모이는 장소를 피한다.

5. 실내 공간에서는 자주 창문을 열어 환기시킨다.

6. 충분히 잘 수 있도록 하고, 적당한 음식을 섭취하며, 적절한 운동을 한다.

문 13 일상생활을 하면서 어느 정도로 마스크를 쓰는 것이 필요한가요?

답 13 특별하게 아픈 데가 없다면 일부러 마스크를 쓰는 것은 필요하지 않습니다. 그러나 기침을 하거나 특히 인플루엔자와 비슷한 증상인 열과 호흡기 증상이 있다면 다른 사람들에게 감염을 전파하지 않기 위해서 마스크를 쓰는 것이 사람들에 대한 배려이자 21세기의 예절입니다. 또한 본인이 건강한 사람이라도 특히 집 안에서 환자를 돌보거나 환자와 밀접한 접촉을 하는 경우 마스크를 하거나 접촉 전후로 손을 자주 씻어야 합니다. 한편 면역 저하 질환이 있거나 항암 치료 등으로 일시적으로 면역 기능이 저하된 상태의 환자들도 인플루엔자 유행 철에는 사람들을 많이 만나는 공간에서 보호 목적으로 마스크를 쓸 수 있습니다.

문 14 의료진이나 환자를 돌보는 사람들은 모든 의심 환자를 대할 때마다 N-95 마스크와 Level D 개인 보호복을 입어야 하나요?

답 14 아닙니다. N-95 마스크와 Level D 개인 보호복은 에어로졸 발생 경우와 같은 특별한 처치 시에만 착용하며 통상적인 환자 진료를 할 때는 수술용 마스크만 착용하면 됩니다.

문 15 계절인플루엔자의 유행만으로 이미 매년 수천 명이 사망하는데, 왜 우리는 신종인플루엔자의 위험에 대해서 사람들이 그렇게도 걱정하고 있는가요?

답 15 계절인플루엔자는 이미 매년 발생하고 있고, 그에 따른 애매한 사망자도 매년 많이 발생하기 때문에 이번 신종인플루엔자도 새로울 것이 없는 인플루엔자의 하나라고 본다면 그러한 신종인플루엔자로 인한 공포는 과장된 측면이 있습니다. 그러나 이 바이러스에 대해서 우려하는 부분은 아직 한 번도 감염된 적이 없는 바이러스가 세계를 감염시키고 있다는 측면과 앞으로 발생할 수 있는 유전학적인 변이에 따라서 더 위험한 바이러스가 출현할 수 있다는 사실 때문입니다.

매해 계절마다 계절인플루엔자가 유행하지만 그때 변하는 바이러스 변이의 정도는 매우 적은 변이(소변이)이기 때문에 항상 인플루엔자가 유행할 때에는 이미 많은 사람들이 과거에 유사한 유행을 앓으면서 획득한 면역력 덕분에 계절인플루엔자의 유행의 범위가 제한적으로 되는 것입니다. 그러나 신종인플루엔자의 경우는 그렇지 못합니다. 특히 면역력이 없는 비위험군 나이에서도 무서운 속도로 감염이 전파되고 있으며, 많지는 않지만 애매한 합병증과 사망 사례도 발생하고 있습니다.

문 16 대부분의 감염된 사람들의 증상은 가볍고 저절로 회복된다는데, 언제 합병증을 의심해야 하고 또 병원에 가야 합니까?

답 16 확진이 된 신종인플루엔자 감염이라도 대부분은 치료약 없이 좋아지는 것으로 알려져 있습니다. 특히 젊고 건강한 비위험군의 경우 더욱 그렇습니다. 그러나 만약 호흡 곤란이 있거나 숨이 차거나 치료 중에도 고열이 3일 이상 지속된다면, 반드시 병원을 방문해야 합니다. 어린이나 노인들은 전형적인 증세를 보이는 경우가 드물기 때문에 아이가 밥을 잘 먹지 못하고 자주 보채거나 할 때, 노인들이 까닭 없이 계속 식은땀을 흘리면서 기운 없어 하거나 어지러워하는 등 다양하고 비특징적 증상이나 증세가 있을 때는 반드시 병원을 가야 합니다.

문 17 임산부와 수유부는 어떤 특별한 주의가 필요합니까?

답 17 임신 중에는 임신이 아닌 사람들에 비해 신종인플루엔자에 걸리면 더 많이 위험합니다. 왜냐하면 산모뿐 아니라 태아의 건강에도 위험을 초래하기 때문입니다. 따라서 임산부가 감염이 되면 의사의 신중한 판단에 따라서 적극적인 약물 치료를 권고합니다. 약물 사용에 대한 안전성 경험이 충분한 것은 아니지만, 치료를 권고할 만큼 안전한 편이고 이 약물로 인해서 인과관계가 있는 기형 발생 사례는 아직까지 없었습니다. 오히려 감염이 태아에게 더 해롭기 때문에 치료가 필요한 상황이라면 주저하지 않아야 합니다. 마찬가지로 임신을 계획하거나 임신 초기인 산모들도 신종인플루엔자 예방접종을 받을 순서가 되면 심각한 알레르기 등 개인의 고유한 금기 사유가 없다면 주저 없이 받아야 합니다. 수유부에 대한 감염과 예방 백신에 대한 주의 사항은 임신 중과 동일합니다.

수유부의 경우, 철저한 마스크 사용과 손 씻기가 가능하지 않다면 영아에게 호흡기를 통한 감염이 전파될 수 있기 때문에 모유 수유를 대체하는 다른 방안을 먼저 권고합니다. 그러나 감염된 사람이 자신의 아이에게 모유 수유를 하는 것은 금기는 아닙니다. 오히려 모유 수유를 통해 어머니의 항체가 아이에 전달되어 호흡기 감염을 막는 효과도 기대할 수는 있다는 주장도 있습니다. 또한 모유를 통한 영양 공급도 아이의 면역력을 증가시키기 때문에 모유 수유가 아이들의 주요 영양 공급 수단인 지역일수록 이를 지나치게 제한하지 않습니다. 다만 반드시 철저한 마스크 사용과 손 씻기가 필요합니다. 타미플루의 경우는 수유 중 사용을 비교적 허용하지만, 타미플루 외에 함께 처방된 다른 약을 복용할 경우에는 수유에 영향이 없는지 의사와 개별적으로 상의한 후 결정해야 합니다.

문 18 감염이 된 사람들은 언제 출근할 수 있습니까?

답 18 감염이 확인되거나 의심되는 분들은 특별한 합병증이 없다면 약 7일간 출근하지 말 것을 권유합니다. 이 병이 건강한 사회 활동 인구들에게도 무서운 속도로 감염이 되기 때문에 출근을 해서 일하는 것은 자칫 직장의 생산성에 엄청난 장애를 초래할 수도 있어서 결과적으로 직장을 위하는 일이 아니기 때문입니다. 또한 본인이 합병증 없이 잘 회복하기 위해서도 충분한 휴식과 안정이 필요합니다.

문 19 나는 이번 여름에 심한 열병을 앓았는데 신종인플루엔자에 이미 감염되었다고 볼 수 있는지요?

답 19 현재 우리나라 지역 사회에서는 신종인플루엔자뿐 아니라 일반적인 계절인플루엔자와 여러 가지 다른 종류의 감염이 동시에 유행하고 있기 때문에 병력만으로 감염되었던 사실을 알 수는 없습니다. 심한 몸살과 열병을 앓았던 분들도 신종인플루엔자에 다시 감염이 될 수 있습니다. 따라서 본인이 예방접종을 받아야 하는 사람일 경우에는 확진된 감염을 앓았던 구체적인 병력이 없다면 반드시 신종인플루엔자 예방접종을 받아야 합니다.

가림출판사 · 가림M&B · 가림Let's에서 나온 책들

문학

바늘구멍
켄 폴리트 지음 / 홍영의 옮김
신국판 / 342쪽 / 5,300원

레베카의 열쇠
켄 폴리트 지음 / 손연숙 옮김
신국판 / 492쪽 / 6,800원

암병선
니시무라 쥬코 지음 / 홍영의 옮김
신국판 / 300쪽 / 4,800원

첫키스한 얘기 말해도 될까
김정미 외 7명 지음 / 신국판 228쪽 / 4,000원

사미인곡 上 · 中 · 下
김충호 지음 / 신국판 / 각 권 5,000원

이내의 끝자리
박수완 스님 지음 / 국판변형 / 132쪽 / 3,000원

너는 왜 나에게 다가서야 했는지
김충호 지음 / 국판변형 / 124쪽 / 3,000원

세계의 명언
편집부 엮음 / 신국판 / 322쪽 / 5,000원

여자가 알아야 할 101가지 지혜
제인 아서 엮음 / 지창국 옮김
4×6판 / 132쪽 / 5,000원

현명한 사람이 읽는 지혜로운 이야기
이정민 엮음 / 신국판 / 236쪽 / 6,500원

성공적인 표정이 당신을 바꾼다
마츠오 도오루 지음 / 홍영의 옮김
신국판 / 240쪽 / 7,500원

태양의 법
오오카와 류우호오 지음 / 민병수 옮김
신국판 / 246쪽 / 8,500원

영원의 법
오오카와 류우호오 지음 / 민병수 옮김
신국판 / 240쪽 / 8,000원

석기의 본심
오오카와 류우호오 지음 / 민병수 옮김
신국판 / 246쪽 / 10,000원

옛 사람들의 재치와 웃음
강형중 · 김경익 편저 / 신국판 / 316쪽 / 8,000원

지혜의 쉼터
쇼펜하우어 지음 / 김충호 엮음
4×6판 양장본 / 160쪽 / 4,300원

헤세가 너에게
헤르만 헤세 지음 / 홍영의 엮음
4×6판 양장본 / 144쪽 / 4,500원

사랑보다 소중한 삶의 의미
크리슈나무르티 지음 / 최윤영 엮음
신국판 / 180쪽 / 4,000원

장자-어찌하여 알 속에 털이 있다 하는가
홍영의 엮음 / 4×6판 / 180쪽 / 4,000원

논어-배우고 때로 익히면 즐겁지 아니한가
신도희 엮음 / 4×6판 / 180쪽 / 4,000원

맹자-가까이 있는데 어찌 먼 데서 구하려 하는가
홍영의 엮음 / 4×6판 / 180쪽 / 4,000원

아름다운 세상을 만드는 사랑의 메시지 365
DuMont monte Verlag 엮음 / 정성호 옮김
4×6판 변형 양장본 / 240쪽 / 8,000원

황금의 법
오오카와 류우호오 지음 / 민병수 옮김
신국판 / 320쪽 / 12,000원

왜 여자는 바람을 피우는가?
기젤라 룬테 지음 / 김현성 · 진정미 옮김
국판 / 200쪽 / 7,000원

세상에서 가장 아름다운 선물
김인자 지음 / 국판변형 / 292쪽 / 9,000원

수능에 꼭 나오는 한국 단편 33
윤종필 엮음 / 신국판 / 704쪽 / 11,000원

수능에 꼭 나오는 한국 현대 단편 소설
윤종필 엮음 및 해설 / 신국판 / 364쪽 / 11,000원

수능에 꼭 나오는 세계단편(영미권)
지창영 옮김 / 윤종필 엮음 및 해설
신국판 / 328쪽 / 10,000원

수능에 꼭 나오는 세계단편(유럽권)
지창영 옮김 / 윤종필 엮음 및 해설
신국판 / 360쪽 / 11,000원

대왕세종 1 · 2 · 3
박충훈 지음 / 신국판 / 각 권 9,800원

세상에서 가장 소중한 아버지의 선물
최은경 지음 / 신국판 / 144쪽 / 9,500원

건강

아름다운 피부미용법
이순희(한독피부미용학원 원장) 지음
신국판 / 296쪽 / 6,000원

버섯건강요법
김병각 외 6명 지음 / 신국판 / 286쪽 / 8,000원

성인병과 암을 정복하는 유기게르마늄
이상현 편저 / 캬오 샤오이 감수
신국판 / 312쪽 / 9,000원

난치성 피부병
생약효소연구원 지음 / 신국판 / 232쪽 / 7,500원

新 방약합편
정도명 편역 / 신국판 / 416쪽 / 15,000원

자연치료의학
오홍근(신경정신과 의학박사 · 자연의학박사) 지음
신국판 / 472쪽 / 15,000원

약초의 활용과 가정한방
이인성 지음 / 신국판 / 384쪽 / 8,500원

역전의학
이시하라 유미 지음 / 유태종 감수
신국판 / 286쪽 / 8,500원

이순희식 순수피부미용법
이순희(한독피부미용학원 원장) 지음
신국판 / 304쪽 / 7,000원

21세기 당뇨병 예방과 치료법
이현철(연세대 의대 내과 교수) 지음
신국판 / 360쪽 / 9,500원

신재용의 민의학 동의보감
신재용(해성한의원 원장) 지음 / 신국판 / 476쪽 /
10,000원

치매 알면 치매 이긴다
배오성(백상한방병원 원장) 지음
신국판 / 312쪽 / 10,000원

21세기 건강혁명 밥상 위의 보약 생식
최경순 지음 / 신국판 / 348쪽 / 9,800원

기치유와 기공수련
윤한홍(기치유 연구회 회장) 지음
신국판 / 340쪽 / 12,000원

만병의 근원 스트레스 원인과 퇴치
김지혁(김지혁한의원 원장) 지음
신국판 / 324쪽 / 9,500원

김종성 박사의 뇌졸중 119
김종성 지음 / 신국판 / 356쪽 / 12,000원

탈모 예방과 모발 클리닉
장정훈 · 전재홍 지음 / 신국판 / 252쪽 / 8,000원

구태규의 100% 성공 다이어트
구태규 지음 / 4×6배판 변형 / 240쪽 / 9,900원

암 예방과 치료법
이춘기 지음 / 신국판 / 296쪽 / 11,000원

알기 쉬운 위장병 예방과 치료법
민영일 지음 / 신국판 / 328쪽 / 9,900원

이온 체내혁명
노보루 야마노이 지음 / 김병관 옮김
신국판 / 272쪽 / 9,500원

어혈과 사혈요법
정지천 지음 / 신국판 / 308쪽 / 12,000원

약손 경락마사지로 건강미인 만들기
고정환 지음 / 4×6배판 변형 / 284쪽 / 15,000원

정유정의 LOVE DIET
정유정 지음 / 4×6배판 변형 / 196쪽 / 10,500원

머리에서 발끝까지 예뻐지는 부분다이어트
신상만 · 김선민 지음 / 4×6배판 변형
196쪽 / 11,000원

알기 쉬운 심장병 119
박승정 지음 / 신국판 / 248쪽 / 9,000원

알기 쉬운 고혈압 119
이정균 지음 / 신국판 / 304쪽 / 10,000원

여성을 위한 부인과질환의 예방과 치료
차선희 지음 / 신국판 / 304쪽 / 10,000원

알기 쉬운 아토피 119
이승규 · 임승엽 · 김문호 · 안유일 지음
신국판 / 232쪽 / 9,500원

120세에 도전한다
이권행 지음 / 신국판 / 308쪽 / 11,000원

건강과 아름다움을 만드는 요가
정판식 지음 / 4×6배판 변형 / 224쪽 / 14,000원

우리 아이 건강하고 아름다운 롱다리 만들기
김성훈 지음 / 대국전판 / 236쪽 / 10,500원

알기 쉬운 허리디스크 예방과 치료
이종서 지음 / 대국전판 / 328쪽 / 12,000원

소아과 전문의에게 듣는 알기 쉬운 소아과 119
신영규 · 이강우 · 최성항 지음
4×6배판 변형 / 280쪽 / 14,000원

피가 맑아야 건강하게 오래 살 수 있다
김영찬 지음 / 신국판 / 256쪽 / 10,000원

웰빙형 피부 미인을 만드는 나만의 셀프 피부건강
양해원 지음 / 대국전판 / 144쪽 / 10,000원

내 몸을 살리는 생활 속의 웰빙 항암 식품
이승남 지음 / 대국전판 / 248쪽 / 9,800원

마음한글, 느낌한글
박완식 지음 / 4×6배판 / 300쪽 / 15,000원

웰빙 동의보감식 발마사지 10분
최미희 지음 / 신재용 감수
4×6배판 변형 / 204쪽 / 13,000원

아름다운 몸, 건강한 몸을 위한 **목욕 건강 30분**
임하성 지음 / 대국전판 / 176쪽 / 9,500원

내가 만드는 **한방생주스 60**
김영섭 지음 / 국판 / 112쪽 / 7,000원

몸을 살리는 건강식품
백은희 · 조창호 · 최양진 지음
신국판 / 384쪽 / 11,000원

건강도 키우고 성적도 올리는 자녀 건강
김진돈 지음 / 신국판 / 304쪽 / 12,000원

알기 쉬운 **간질환 119**
이관식 지음 / 신국판 / 264쪽 / 11,000원

밥으로 병을 고친다
허봉수 지음 / 대국전판 / 352쪽 / 13,500원

알기 쉬운 **신장병 119**
김형규 지음 / 신국판 / 240쪽 / 10,000원

마음의 감기 치료법 **우울증 119**
이민수 지음 / 대국전판 / 232쪽 / 9,800원

관절염 119
송영욱 지음 / 대국전판 / 224쪽 / 9,800원

내 딸을 위한 **미성년 클리닉**
강병문 · 이향아 · 최정원 지음
국판 / 148쪽 / 8,000원

암을 다스리는 **기적의 치유법**
케이 세이헤이 감수
카와키 나리카즈 지음 / 민병수 옮김 /
신국판 / 256쪽 / 9,000원

스트레스 다스리기
대한불안장애학회 스트레스관리연구특별위원회
지음
신국판 / 304쪽 / 12,000원

천연 식초 건강법
건강식품연구회 엮음 / 신재용(해성한의원 원장) 감수
신국판 / 252쪽 / 9,000원

암에 대한 모든 것
서울아산병원 암센터 지음 / 신국판 / 360쪽 /
13,000원

알롱달롱 **컬러 다이어트**
이승남 지음 / 국판 / 248쪽 / 10,000원

당신도 부모가 될 수 있다
정병준 지음 / 신국판 / 268쪽 / 9,500원

키 10cm 더 크는 키네스 성장법
김양수 · 이종균 · 최형규 · 표재환 · 김문희 지음
대국전판 / 312쪽 / 12,000원

당뇨병 백과
이현철 · 송영득 · 안철우 지음
4×6배판 변형 / 396쪽 / 16,000원

호흡기 클리닉 119
박성학 지음 / 신국판 / 256쪽 / 10,000원

키 쑥쑥 크는 롱다리 만들기
롱다리 성장클리닉 원장단 지음
4×6배판 변형 / 256쪽 / 11,000원

내 몸을 살리는 건강식품
백은희 · 조창호 · 최양진 지음
신국판 / 368쪽 / 11,000원

내 몸에 맞는 운동과 건강
하철수 지음 / 신국판 / 264쪽 / 11,000원

알기 쉬운 **척추 질환 119**
김수연 지음 / 신국판 변형 / 240쪽 / 11,000원

베스트 닥터 박승정 교수팀의 **심장병 예방과
치료**
박승정 외 5인 지음 / 신국판 / 264쪽 / 10,500원

암 전이 재발을 막아주는 한방 신치료 전략
조종관 · 유화승 지음 / 신국판 / 308쪽 / 12,000원

식탁 위의 위대한 혁명 사계절 웰빙 식품
김진돈 지음 / 신국판 / 284쪽 / 12,000원

교 육

우리 교육의 창조적 백색혁명
원상기 지음 / 신국판 / 206쪽 / 6,000원

현대생활과 체육
조창남 외 5명 공저 / 신국판 / 340쪽 / 10,000원

퍼펙트 MBA
IAE유학네트 지음 / 신국판 / 400쪽 / 12,000원

유학길라잡이 I - 미국편
IAE유학네트 지음 / 4×6배판 372쪽 / 13,900원

유학길라잡이 II - 4개국편
IAE유학네트 지음 / 4×6배판 348쪽 / 13,900원

조기유학길라잡이.com
IAE유학네트 지음 / 4×6배판 428쪽 / 15,000원

현대인의 건강생활
박상호 외 5명 공저 / 4×6배판 / 268쪽 / 15,000원

천재아이로 키우는 두뇌훈련
나카마츠 요시로 지음 / 민병수 옮김
국판 / 288쪽 / 9,500원

두뇌혁명
나카마츠 요시로 지음 / 민병수 옮김
4×6판 양장본 / 288쪽 / 12,000원

테마별 고사성어로 익히는 한자
김경익 지음 / 4×6배판 변형 / 248쪽 / 9,800원

生생 공부비법
이은승 지음 / 대국전판 / 272쪽 / 9,500원

자녀를 성공시키는 **습관만들기**
배은경 지음 / 대국전판 / 232쪽 / 9,500원

한자능력검정시험 1급
한자능력검정시험연구위원회 편저
4×6배판 / 568쪽 / 21,000원

한자능력검정시험 2급
한자능력검정시험연구위원회 편저
4×6배판 / 472쪽 / 18,000원

한자능력검정시험 3급(3급II)
한자능력검정시험연구위원회 편
4×6배판 / 440쪽 / 17,000원

한자능력검정시험 4급(4급II)
한자능력검정시험연구위원회 편
4×6배판 / 352쪽 / 15,000원

한자능력검정시험 5급
한자능력검정시험연구위원회 편저
4×6배판 / 264쪽 / 11,000원

한자능력검정시험 6급
한자능력검정시험연구위원회 편저
4×6배판 / 168쪽 / 8,500원

한자능력검정시험 7급
한자능력검정시험연구위원회 편저
4×6배판 / 152쪽 / 7,000원

한자능력검정시험 8급
한자능력검정시험연구위원회 편저
4×6배판 / 112쪽 / 6,000원

볼링의 이론과 실기
이택상 지음 / 신국판 / 192쪽 / 9,000원

고사성어로 끝내는 천자문
조준상 글 · 그림 / 4×6배판 / 216쪽 / 12,000원

논술 종합 비타민
김종원 지음 / 신국판 / 200쪽 / 9,000원

내 아이 스타 만들기
김민성 지음 / 신국판 / 200쪽 / 9,000원

교육 1번지 강남 엄마들의 **수험생 자녀 관리**
황송주 지음 / 신국판 / 288쪽 / 9,500원

초등학생이 꼭 알아야 할 **위대한 역사 상식**
우진영 · 이양경 지음
4×6배판 변형 / 228쪽 / 9,500원

초등학생이 꼭 알아야 할 **행복한 경제 상식**
우진영 · 전선심 지음
4×6배판 변형 / 224쪽 / 9,500원

초등학생이 꼭 알아야 할 **재미있는 과학상식**
우진영 · 정경희 지음
4×6배판 변형 / 220쪽 / 9,500원

한자능력검정시험 3급 · 3급 II
한자능력검정시험연구위원회 편저
4×6판 / 380쪽 / 7,500원

교과서 속에 꼭꼭 숨어있는 **이색박물관 체험**
이신화 지음 / 대국전판 / 248쪽 / 12,000원

초등학생 독서 논술(저학년)
책마루 독서교육연구회 지음
4×6배판 변형 / 244쪽 / 14,000원

초등학생 독서 논술(고학년)
책마루 독서교육연구회 지음
4×6배판 변형 / 236쪽 / 14,000원

놀면서 배우는 경제
김솔 지음 / 대국전판 / 196쪽 / 10,000원

건강생활과 레저스포츠 즐기기
강선희 외 11명 공저 / 4×6배판 / 324쪽 / 18,000원

아이의 미래를 바꾸는 좋은 습관
배은경 지음 / 신국판 / 216쪽 / 9,500원

다중지능 아이의 미래를 바꾼다
이소영 외 6인 지음 / 신국판 / 232쪽 / 11,000원

체육학 자연과학 및 사회과학 분야의 석 · 박사 학
위 논문, 학술진흥재단 등재지, 등재후보지와 관
련된 학회지 **논문 작성법**
하철수 · 김봉경 지음 / 신국판 / 336쪽 / 15,000원

공부가 제일 쉬운 공부 달인 되기
이은승 지음 / 신국판 / 256쪽 / 10,000원

글로벌 리더가 되려면 영어부터 정복하라
서재희 지음 / 신국판 / 276쪽 / 11,500원

취미 실용

김진국과 같이 배우는 **와인의 세계**
김진국 지음
국배판 변형 양장본(올컬러) / 208쪽 / 30,000원

배스낚시 테크닉
이종건 지음 / 4×6배판 / 440쪽 / 20,000원

나도 디지털 전문가 될 수 있다!!!
이승훈 지음 / 4×6배판 / 320쪽 / 19,200원

건강하고 아름다운 **동양란 기르기**
난마을 지음 / 4×6배판 변형 / 184쪽 / 12,000원

애완견114
황양원 엮음 / 4×6배판 변형 / 228쪽 / 13,000원

우리 가족 건강을 위한

신종플루 대처법

2009년 12월 15일 제1판 1쇄 발행

지은이/우준희 · 김태형 · 정진원
펴낸이/강선희
펴낸곳/가림출판사

등록/1992. 10. 6. 제4-191호
주소/서울시 광진구 구의동 57-71 부원빌딩 4층
대표전화/458-6451   팩스/458-6450
홈페이지 http://www.galim.co.kr
전자우편 galim@galim.co.kr

값 8,500원

ⓒ 우준희 · 김태형 · 정진원 2009

무단 복제 · 전재를 절대 금합니다.

ISBN 978-89-7895-326-9 13510

가림출판사 · 가림M&B · 가림Let's의 홈페이지(http://www.galim.co.kr)에 들어오시면 가림출판사 · 가림M&B · 가림Let's의 신간도서 및 출간 예정 도서를 포함한 모든 책들을 만나실 수 있습니다.
온라인 서점을 통하여 직접 도서 구입도 하실 수 있으며 가림 홈페이지 내에서 전국 대형 서점들의 사이트에 링크하시어 종합 신간 안내 및 각종 도서 정보, 책과 관련된 문화 정보를 받아보실 수 있습니다.
또한 홈페이지 방문시 회원으로 가입하시면 신간 안내 자료를 보내드립니다.